哇！醫療也能這麼貼近你的心

專業的醫護與設備，加上有效的行銷推廣，
讓民眾更有信心接受完善的醫療服務

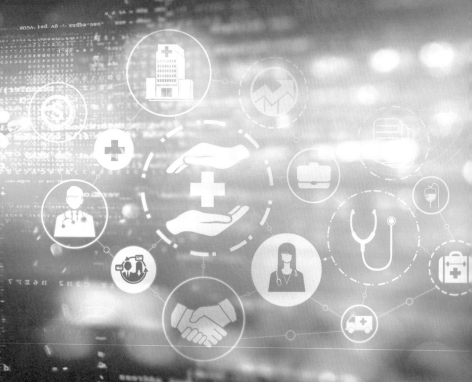

李萬國／著

目
×
錄

行銷8P贏得你心

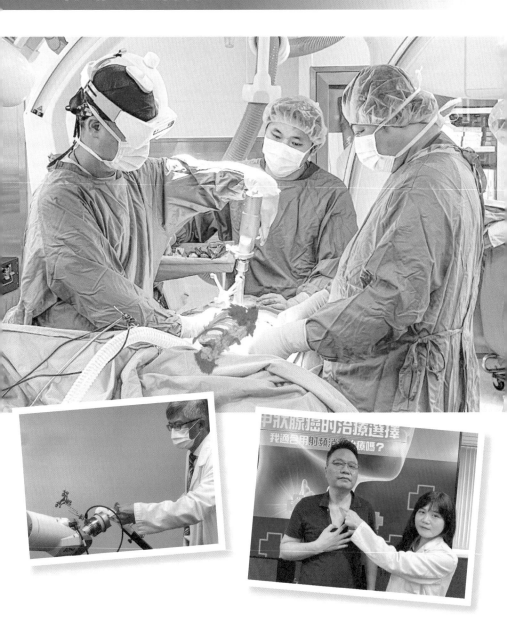

虛實整合系統其來有自！

　　行銷4P組合策略是大家耳熟能詳的一句行銷話語，當談到行銷策略時總是需要提兩句，表示我也是懂的，你知道的嘛。沒錯！自從1964年美國密西根州立大學教授艾德蒙‧傑洛米‧麥卡錫（Edmund Jerome McCarthy）提出此行銷4P理論之後，一直歷久不衰成為全球行銷人員及學術界研究採用的理論，也是行銷管理的重要理論。4P包含Product（產品）、Place（通路）、Price（價格）、Promotion（推廣）四個構面組合，但是在60年代時期此一理論的中心思想係以生產端為出發點，企業為達到其行銷目標，研發生產產品，並制定合理價格建立適當的銷售通路以及良好的推廣方法，讓消費者願意掏腰包購買產品的一系列行銷組合過程。隨著時代變遷以生產端的行銷思維已經無法跟上千變萬化的消費者採購心理，行銷7P隨之產生，這是以消費者體驗為中心的思維，於1981年在布姆斯（Booms）和比特納（Bitner）的鼓吹下，增加了Process（過程）、People/Participants（參與人員）、Physical Evidence（設施設備）這三項構面形成行銷7P行銷組合。

　　此種由生產端行銷觀念轉換為以消費者體驗為主的思維，不僅帶動各種產業的行銷模式，以醫療院所而言，也有相同的情境產生。台灣醫療是以健保制度聞名全球，同樣的在台灣醫療院所行銷模式改變的分界點也

是以健保制度實施為改變點，健保制度實施前，原本醫療院所的主要行銷模式是以醫院醫師生產端治療方式說什麼就是什麼的產品供應端行銷模式（透過醫師專業權威及口碑行銷確立生產端產品銷售導向），自從1995年台灣健康保險制度實施產生改變，當時保險金額市場大餅，吸引許多財團法人搶進醫療市場，產生劇烈無比的競爭。導致許多新進的醫療院所或小型醫院為搶攻市占率，紛紛改變營運及行銷模式，開始高薪聘請名醫營造品牌形象、加強人員服務訓練提升服務品質等，從人員接觸點進行改變。在劇烈競爭下設施設備的改變也在所難免，醫備競賽隨之而起，例如甲醫院有32切的電腦斷層影像攝影，乙醫院為吸引病人不惜花重金採購64切的電腦斷層影像攝影，標榜醫院醫療先進技術，讓病人體驗更好的醫療品質。此外也配合健保局申報及民眾需求，資訊軟硬體設備不斷更新，以提高看診治療流程效率，增加顧客旅程滿意度，例如醫療影像作業在1993年以前要使用X光攝影進行醫療診斷，病人首先必須先到X光攝影室依據放射線技師的指示完成指定部位拍照，產生影像底片後再進行沖洗變成膠片，影像膠片必須由勤務傳送人員將X光膠片送至診間或病房讓醫師診斷病情，一切醫療作業流程在實體世界一步驟一步驟依序由人力在實體空間執行與傳遞，病人照完X光後由X光攝影室返回診間或病房等待膠片送達後，聽候工作人員指示再進入診間或病房由醫師診斷與處置後續治療程序。

然而當醫學影像儲存傳送系統導入醫院改變一切現況，1993年臺中榮民總醫院開始研發醫學影像儲存傳送系統，影像數位化之後，隨著網際網路無遠弗屆，距離不再影響傳送速度，醫學影像傳送不再透過人力與實體空間運送，醫院配合醫療資訊系統、電子病歷系統等軟硬體，大幅提升醫療人員看診效率，顯著縮短病人看診等待時間，連帶提升醫院營運績效。

伴隨著網際網路科技以及摩爾定律下性價比不斷提升的資訊硬體所賜，2006 年美國NSF（國家科學基金會，National Science Foundation）之Helen Gill提出了「虛實整合系統」（Cyber-Physical System）一詞，泛指一種連結電腦運算、網際網路、通訊科技、感測器和自動控制器等裝置深度融合的整合系統，簡而言之是將實體世界的「人、事、時、地、物」透過感應器、通訊科技、網際網路將資料傳送到虛擬世界建構一對應動態世界，再將實體世界的「需求」與「供給」透過演算法進行媒合，也因為虛擬世界藉由電腦高速運算，可以即時演算出最佳解決方案，再由系統自主進行指揮控制實體世界的「人」、「機器」或「人機合一」執行精準服務或作業，將所有的活動價值達到極大化，浪費極小化，同時破除人類先天心智不足的限制，因為虛擬世界所運算的最佳解決模式，透過通訊設備及隨身裝置，即時通知當事人執行任務，無論當事人的心智高低。

或許你尚有疑惑，2013年梅克爾在德國漢諾威工業

展喊出的「工業4.0」應該可以爲你解決困惑。事實上，「工業4.0」也是虛實整合系統應用的延伸，差異的是工業的「物」（機器）相較實體世界的「人」容易改變。首先將實體世界的機器，藉由傳感器的裝設，讓虛擬世界因此具備實體世界的對應資料，透過電腦快速演算得知生產線上最佳製造模式，進而讓自動化製造的機器升級具備「自動察覺」能力，因爲虛擬世界因傳感器而具備實體世界的對應資料，透過電腦快速演算得知生產線上最佳製造模式，在機器或產品故障發生前，更換零件或停止生產，讓製造過程達到零故障、零意外、零汙染的製造最高境界，並且從製造開始就連結顧客端需求，讓產品完全滿足顧客端價值。

臺中榮總虛實整合系統應用緣起

　　臺中榮總對於虛實整合系統的應用起源很早，且非常廣泛。於2016年筆者有鑒於當時外包勤務勞工因對於勞務承攬年資計算特休假不滿進行抗爭，爲求達到醫院、病人、外包勞工及資方四贏的局面，藉由虛實整合系統應用設計一套智慧勤務傳送系統模式，可惜因爲導入時機過早受限組織慣性無法改爲論件計酬而功虧一簣（詳見筆者另一著作《簡單學創新》一書）。隨著時空改變，「虛實整合系統應用」觀念已逐漸滲透現代人們的思考範疇，許多產品因應而生，例如Uber eat、 foodpanda讓民眾享受更便利的生活，臺中榮總的醫療產品也不例外。

　　以神經醫學中心為例，脊椎側彎手術是一個非常困難的手術，以往需要經驗豐富的資深醫師，方可以完成此一艱難手術。會此手術的醫師為何非常少？最主要是因為要學習這種手術是師徒制，老師在指導的時候僅能挑選一兩名優秀的主治醫師在手術室臨床學習此項技術，所以能進行如此複雜手術的醫師一向不多，但是隨著虛實整合系統的應用進入醫療領域，整體學習模式開始改變，進入一個您所難以想像的突破空間。楊孟寅醫師是臺中榮民總醫院神經醫學中心一位資深主治醫師，也是神經外科科主任。對於脊椎側彎手術有極佳的手術經驗，曾經成功完成108度脊椎側彎的病人，多年來希望可以培育更多醫師完成此一手術，但是可以跟隨他學習的年輕醫師依然如同過去他學習的年代一般，並非人人都有機緣學習。由於虛實整合系統應用時代的來臨，他與科技公司——骨王股份有限公司合作研發一種新的醫療技術產品，讓有志學習的所有外科醫師都能精準有效的學習與完成此一複雜艱難的手術。

2022年10月17日臺中榮總進行了全台首例利用擴增實境（Augmented Reality, AR）眼鏡搭配術中導航技術的脊椎側彎矯正手術。（詳見影片QR code1）

QR code 1

　　患者為27歲患有58度脊椎側彎的女性，手術中在複

合式手術室內先進行3D掃描獲得即時的脊椎影像，再搭配擴增實境眼鏡及術中導航系統，使脊椎側彎的3D影像能立即投射在病患身上，呈現在醫師眼前，讓醫師仿彿擁有一雙透視眼一般，在手術中能有效避開危險區域，減低手術併發症，大幅地提昇手術的安全性，同時也取代了傳統的術前取得影像，手術中耗費時間做影像的註冊及訂位的步驟，大度幅度縮短手術時間。這是全台灣第一個獲得TFDA核准的手術專用的AR影像系統，是一個全新虛實整合系統應用手術，將手術中的實體環境與透過虛擬世界快速演算，將相對位置直接投射實體世界，讓病灶位置躍然眼前，讓手術操作醫師精準掌控全局，此一突破將帶領手術醫療進入下一個新時代。

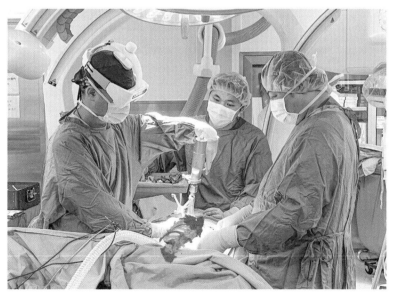

圖1：AR眼鏡脊椎手術實境圖（一）

有了AR眼鏡的幫助，醫師於手術中不需抬頭、不需轉頭，醫師可以完全專注於手術區域，結合術中精準影像系統，提供精準的鋼釘置入角度、位置、深度，以及卽時的脊柱影像等資訊，讓醫師在每一次的植釘過程中都備感安心，尤其在大角度側彎合併旋轉的脊柱時，也能避開重要的脊髓與血管構造，精準的植入鋼釘，大幅增加安全性及減少手術時間與出血量。對於經驗較少的執刀醫師，提供莫大的幫助，宛如有一位指導醫師臨場正確的手術過程，避免醫療錯誤。

　　當然，諸如此類創新產品的產生不僅一項，仍有多種情形請詳見產品篇章節介紹，讓你有不一樣的視野。

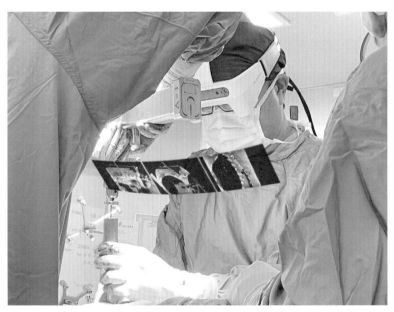

圖2：AR眼鏡脊椎手術實境圖（二）

行銷8P理論 因應而生

　　虛實整合系統應用於醫療產品上，不僅在功能上獲得不可思議的提升，無論是在精準醫療技術水準或是在醫師訓練以及病人實質好處外，同時將醫療產品與媒體行銷上結合也獲得實務上優質效果印證。以上述AR手術為例，筆者藉由四個構面「個案引導」「團隊合作」「數據支持」「專家佐證」做為行銷文案內容之撰寫標準，讓受眾在閱讀或觀看影片時，透過個案現身說法產生同理心與真實感，用情境方式讓受眾感受團隊合作醫療的重要過程，並且明白呈現內容中的個案並非單一的治療成果，而是眾多治療民眾醫療數據其中的一位，團隊已經透過科學方法精準分析哪些標準治療過程對病人是最好，又有哪些治療是需要個人化，也運用數據呈現病人預後效果，讓病人及家屬知道他們最想知道的成功結果。最後在內容中再運用專家進行評論與驗證，團隊治療數據及過程是否正確，一般而言台中榮總醫療團隊會透過頂級醫學期刊發表、國家品質獎、學會發表、衛生福利部統計資料來說明外部專家印證結果，以利受眾感受文案內容的可靠性。

　　二年多來藉由每週一到二次的新聞媒體記者會實務驗證，由原來行銷4P營銷組合「功能性產品」，轉變成為行銷7P營銷組合「情境性產品」之後，整體的行銷效果可以從媒體的露出則數看出端倪，以2020年與2022年

媒體露出資料進行比較（圖3），不僅露出則數成長 77
％，達到更嚴苛的特色亮點新聞標準則數更是成長 299
％。（註：特色亮點新聞標準定義：每一場記者會新聞
露出總則數達20則以上，其中必須有1則以上是全國性
電視台或是聯合報、中國時報、自由時報紙本報導）

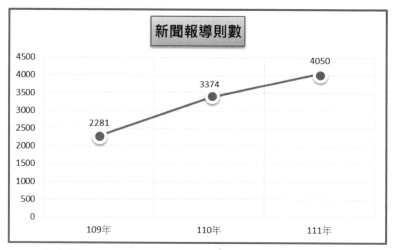

圖3：台中榮總媒體露出則數三年比較表

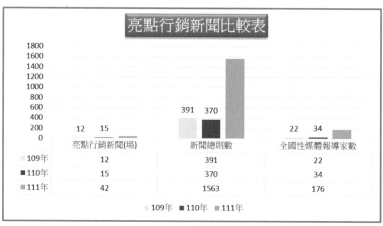

圖4：台中榮總亮點行銷新聞比較圖

但是如何做到精準行銷，讓每一位需求者能夠適時得到所需，供給者能夠精準提供產品與服務，適時滿足需求者，這不僅是筆者的願望，相信也是每一位需求者與供給者皆期待達到的理想境界。或許以前不能，但是隨著虛實整合系統應用日益廣泛，更多的創意思考與點子不斷產生，每一點的進步，實現目標的距離就更近了。平心而論臺中榮總自2021年開始全力改變媒體新聞行銷，發展一條不一樣的醫院行銷模式，有二項動機。第一是希望重返榮耀建構中榮國際品牌，其背後隱藏經濟發展與營收增加動機。第二是實現醫病共享決策，其基礎在於需讓病人及家屬擁有正確醫療資訊，方能與醫師平等進行醫療決策討論。重塑品牌榮耀增加營收利基，不僅需要透過醫療研發量能與醫療品質技術提升的雄厚實力，更需要適時媒體行銷讓民眾知悉與體驗情境，方能發揮品牌黏著度與經濟效益，同時優質媒體行銷也是達成醫病共享決策的重要基石，但是現行醫療行銷推廣模式主要是透過新聞媒體露出間接由受眾接受相關資訊，無論是透過電視媒體、平面媒體、網路媒體皆是無差別傳遞醫療產品價值給受眾，此一推廣行銷模式在目前網路資訊爆炸時代，會產生一種現象——「受眾主動阻擋或忽略訊息來源途徑」，資訊傳遞鏈斷鏈後會導致需求者未來無法得到其所需要的價值資訊。為避免如此情境產生，虛實整合系統（CPS）應用於行銷組合可有效解決問題，達成精準行銷的目的。

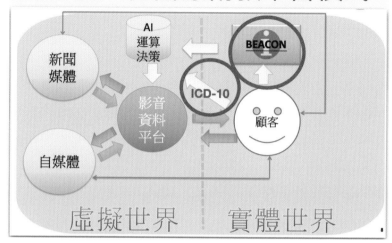

圖5：智慧化個人醫療衛教平台

如何將虛實整合系統結合行銷7P應用在醫院進行醫療行銷，實踐行銷8P理論精準行銷組合。以台中榮總為例，一方面建構優質醫療新聞媒體知識體系與高露出績效，達到吸引受眾關注的目的。另一方面以前述醫療知識體系資料庫為基礎，再運用虛實整合系統建構「智慧化個人精準衛教平台」，精準投遞受眾真正所需醫療資訊。如（圖5）所示有兩種途徑進行精準識別民眾需求進行投遞醫療資訊：首先彙整近年來所召開記者會的新聞露出資料以及自製影音短片近萬筆資訊，依據其醫療內容配合ICD-10（國際醫療碼）進行編碼儲存於資料庫，其中一條途徑係邀請民眾加入台中榮總官方LINE@通訊軟體，民眾加入後會依據其就診紀錄帶入

ICD-10前六碼提供虛實整合系統演算法進行與資料庫配對，系統會主動精準透過LINE@精準傳送相關與加入民眾本身疾病及共病醫療資訊。

　　當然有些民眾並不喜歡加入LINE@或Facebook等社群軟體，而他們又是台中榮總的病人或家屬，他們也理所當然應受到最好的顧客資訊服務，一般而言，台中榮總的病人通常會下載APP或在網路上查詢目前看診進度，再接近他預掛號碼前先行至診間插卡報到，等候診間服務人員通知進入，因為看診有時間差的關係，等候時間通常有很大的間距，或許十幾分鐘、或許一小時，需視前面病人的診察狀況而定。試問在等候期間能做什麼事，會讓病人覺得最有價值！如果這件事情是能讓你縮短候診時間、增強個人醫療知識、提升與醫師討論醫療計畫，你會期待這件事情在你等候時間發生麼？所以我們設計另一條虛實整合系統應用服務路徑，當你在心臟內科候診區等待醫師看診時，台中榮總可以透過Ibeacon（藍芽）定位系統找到你的位置，傳送手機連結路徑，當你登入後透過Ibeacon定位找出您候診精確位置是心臟內科候診區，系統演算法會自動傳送心臟內科衛教影片、尖端醫療科技等知識，縮短你與醫師討論的距離，同時減少醫師解釋治療計畫時間，提升看診效率。

小結

在虛實整合系統潮流驅動下，不僅將產品從功能性產品演變至情境式產品，進而發展精準行銷的平台式產品，無論是在產品、價格、通路、推廣、設施設備、人員、流程皆可與虛實整合系統連結運用，讓行銷組合由7P延伸至以行銷8P為主體的精準行銷。要如何應用自如？下一章節會闡述系統4到法門，如何行銷8P運用到實務作業。

「系統4到」實務操作模式

如何讓「知」識「到」位

　　系統4到實務運作在醫療院所行銷步驟分別為「知」「找」「做」「醫」，其中「醫」到在其他產業可改為「買」到。過去醫療院所行銷推廣幾乎是利用口碑行銷，透過民眾醫療體驗經驗口耳相傳，隨著時代變遷，在今網際網路媒體資訊爆炸時代，醫療資訊媒體傳播途徑已經與之前大不相同，因此行銷推廣模式也必須進行改變。前述係以行銷8P為策略思維本體，本章則是介紹實務運作模式。

　　在台灣無論是哪一家醫院通常皆會召開記者會行銷醫院特色醫療技術或成功經驗，藉此達到品牌行銷吸引顧客忠誠度。台中榮總自2021年起融入行銷8P開啟創新模式，首先是「知」到，顧名思義就是建構知識體系到位。二年來嚴選每一個醫療議題召開記者會，每一醫療團隊撰寫時係以病人為中心，不僅用個案現身說法激發同理心，也要病人及家屬了解治療技術、過程及預後效果，更用精準治療數據及外部專家認證讓病人安心與認同中榮醫療團隊。

　　以婦女醫學部召開記者會為例——「多部科協同完整卵巢癌手術，完善切除是治療關鍵」（詳見影片QR code2）不僅個案王小姐親自出席說明本身預後效果，呂

建興醫師手術團隊更是指出要達到卵巢癌第三期5年存活率達58%（圖6）、第四期5年存活率達52%（圖7）之關鍵在於「完善切除」，而要完善切除更需要多部科醫師協同處理，例如卵巢癌癌細胞已擴散至肝臟，婦產科醫師負責切除子宮、雙側卵巢輸卵管、網膜、後腹腔淋巴腺等範圍，肝臟部分則交由一般外科醫師執刀處理，依此類推若擴散其他器官則由相關醫師處理，因此常涉及泌尿外科、大腸直腸科協同處理，以利達到完善切除標準。此一標準作業模式，也於2020年獲得SNQ國家品質獎，外部專家一致認同台中榮總治療模式及預後成果。

QR code2

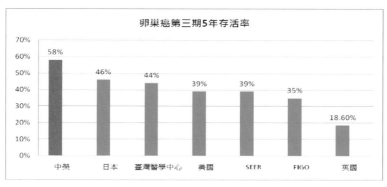

圖6

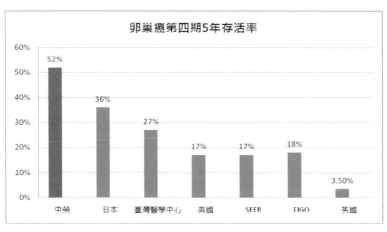

圖7

　　台中榮總自2021年起醫療新聞文案依據「個案引導」「團隊合作」「數據支持」「專家佐證」等四構面撰寫，建構優質醫療新聞水準及知識體系，藉此強化民眾醫療資訊途徑，以達成「知」識「到」位階段。實施初期媒體新聞露出數確實開始上升，隨即發現另一個問題，平面及網路媒體確實開始露出數增加，但是電視媒體報導卻沒有起色，探究原因發現電視媒體報導醫療新聞若僅是單純由醫師及個案在記者會現場接受採訪，再加上醫院提供的照片佐證，並無法滿足電視媒體需要大量動態空景畫面的需求。因此自2021年6月起筆者在無預算及人員編制下，開始進行一項實驗計畫研究醫療特色影片對媒體之影響，筆者經由每一場記者會新聞稿勾勒該次特色內容，在與發表醫師溝通呈現模式，再自行攝影、剪輯製作短篇影片，提供給新聞媒體。此一模式

是醫院召開記者會之創舉，對於電視媒體可有效解決醫療空景畫面不足之問題，更願意將有畫面且易於民眾了解的醫療新聞進行傳播。中榮提供之影片效應，由統計資料（圖4）發現2021年年中實施後較2020年全國性報導家數成長54%，2022年與2021年分析比較則成長552%，成效驚人。

網路資訊時代
如何提升行銷資訊被「找」到？

　　媒體露出記者會新聞稿的多寡，就可以代表企業的行銷績效麼？媒體露出則數多就代表成功行銷？事實上不然，媒體露出則數只代表新聞媒體的關注度，並非完全代表民眾對議題關注度。新聞媒體本身的報導，媒體會經由點閱率了解新聞報導的價值性，作為後續是否持續對該類新聞繼續報導，但是媒體並不會將此類資訊提供給企業參考。如此一來企業要如何確認自己行銷議題是民眾所關注，以利決定行銷方向！利用關鍵字透過網頁搜索引擎排序位置來確認行銷議題民眾關注度，是一項簡便工具。2022年筆者開始規劃建構一套測試用的監測指標與量化刻度，對中榮召開記者會團隊議題搜索引擎關鍵字排序變化進行監測與統計分析，發現記者會密集推出與搜索引擎網頁排序有正相關（詳細研究請參考本書不夠密章節），依據搜索引擎排名可以表達社群

與媒體關注程度，因此要提升搜索引擎排名，進行搜索引擎優化（SEO）是必然的過程，最好的方式就是強化「知」到階段，提升中榮新聞稿的內容與品質，以及吸睛標題（關鍵字）才能增強民眾點擊率及黏著度，所以精彩新聞內容與關鍵議題連動搜索引擎熱搜排名向上提升，構建民眾「找」到新聞條件。因為人手一機網路資訊便利已經改變現代人的生活行動模式，任何問題或需求透過網路搜索引擎尋求答案已成常規，並且一般來說找尋資料者往往只看搜索引擎排序第一頁前三名排序，因此讓行銷內容及關鍵字優化提升搜索引擎排序，有效讓民眾「找」到行銷內容格外重要。

完整呈現「做」到 即時情境體驗

當需求端民眾可以用最輕鬆即時網路搜索取得所要醫療資訊，供給端就必須固守己方陣地，諸如本身企業官網、FB、LINE@等自媒體。因為民眾透過『「找」到』階段搜尋到新聞媒體中榮醫療資訊連結，在手指點擊後，若是因為官網維護不佳無法立即打開資訊觀看，前面階段的努力就白費功夫，所以系統維護在「做」到階段是非常重要，當然優質新聞內容必須能讓民眾觀看後能夠認同該項產品價值，後續才會選擇就醫（購買），但是醫療治療技術往往並非可以從文字及圖片中就可以讓民眾了解，所幸視訊媒體在通訊技術進步推展

下，台中榮總每一場記者會皆會依據主題特色拍攝製作一部短影片，配合新聞媒體露出後之連結路徑，同時放置在中榮官網（如圖8），提供民眾視覺影像，透過影像於腦海中建構團隊醫療過程及技術情境，如同親身經歷感同身受，可有效提升民眾品牌忠誠度及選擇就醫慾望。

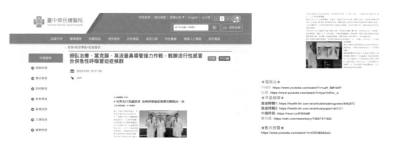

圖8：中榮官網媒體露出連結

順理成章　無縫接軌「醫」到服務

民眾在融入台中榮總情境產品時，他可以看見醫療團隊如何進行醫療，也有個案民眾現身說法，也能知道預後效果，當下也知道醫師姓名，在此刻若能有一個軟體提供該位醫師的門診時間，而且彈指之間即可完成預約掛號，試想如此的顧客關係管理服務，能不讓人心動觸控完成就醫預約嗎？台中榮總官方Line@就存在此項功能，只要綁定後即可享有一指預約服務及多項個人化精準服務。

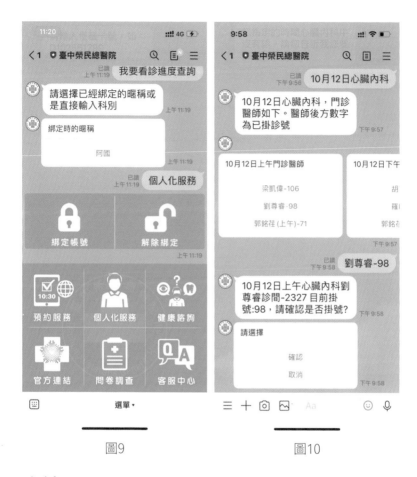

<table>
<tr><td>圖9</td><td>圖10</td></tr>
</table>

小結

　　在資訊流量快速更迭時代，已經造就現代人自動屏除訊息的能力，因此要如何抓住消費者的目光，且將勾起購買慾望，可以透過「知」、「找」、「做」、「醫」系統4到來確保產品價值能精準滲透到目標客群。另一個問題產生，系統4到是企業自己進行內化處

理或是外包專業行銷廣告公司處理？以台中榮總行銷模式為例，筆者為何要堅持醫院自行處理「系統4到」，有三點理由：

一、如果自己醫院醫療產品，行銷部門不懂其特色亮點，試問如何要新聞媒體能夠懂且傳達給民眾。

二、如果自己醫院醫療產品，行銷部門不懂其特色亮點，試問如何要醫院其他員工能夠懂，達到全面行銷的目的。

三、如果自己醫院醫療產品，行銷部門不懂其特色亮點，試問如何協助醫院進行產品創新變革。

上述前二點理由不難理解，藉由企業行銷部門在不斷的訓練檢討下，建構一套勾勒產品特色方法，讓員工每一則新聞稿皆能抓住媒體與民眾目光，將行銷模式內化於自身企業與員工，由此可見「知到」醫療體系由企業自行建構的重要性。

但是第三點就較難理解，我們可以用「甲狀腺癌」治療模式說明（請參考QR-code3影片連結），讀者將會很容易了解。甲狀腺癌一般而言都是新陳代謝科或是耳鼻喉頭頸部科醫師診斷居多，

QR code3

過去甲狀腺癌確診後，通常由一般外科醫師或耳鼻喉頭頸部科醫師進行手術切除治療，但是於頸部會留下難看的疤痕，對於愛美人士實屬難受。隨著達文西機器手臂

的引進，台中榮總耳鼻喉頭頸部發展由耳後進行達文西機器手臂手術，達到精準切除腫瘤且兼具美觀的術式，後者手術當然有其限制，就是腫瘤分布位置不得太廣且不得太多顆。然而如果能不用開刀，省卻開刀住院復原期間長的困擾，是許多民眾的心聲，隨著科技進步，台中榮總新陳代謝科引進射頻消融術（圖11），免開刀、門診手術、術後立即返家免住院是其特色。圖中個案病人就是曾經考量過要用達文西機器手臂開刀，但是因腫瘤分佈範圍太廣，因而採用傳統方式手術，遺留明顯手術疤痕。隨後腫瘤復發得知有射頻消融手術在適當條件下可以治療，經李宇璿醫師評估後適用射頻消融手術治療，治療後預後效果良好，一個月後腫瘤指數已經低到驗不到，超音波底下腫瘤也明顯的縮小很多。

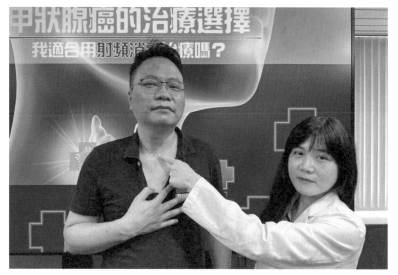

圖11：甲狀腺癌患者接受射頻消融手術說明其本身經驗

每一科別的醫師專注在自己醫療領域上，依據自己的專長給予病人治療，至於非他專精領域醫療術式，則不會主動提及，因此在醫師不說，病人不知狀況下，要談醫病共享決策豈不是緣木求魚。但是筆者非常專注每場記者會特色，且勾勒每場記者會亮點時，皆會留下深刻印象，讓自己將心比心融入病人祈求治癒心態，自然會綜整各種治療方法於心中，因此向內科部、外科部及耳鼻喉頭頸部主管提出成立中心聯合研究，用科學數據印證病人在什麼情況及條件下其最有利的治療術式是哪一種，讓病人能完全了解並與醫師充分討論，進而成為臨床治療指引，成為一項對病人最有利的創新產品。

實體環境（設施設備）爲何要改變？

　　如果你是一位決策者，當你突然到一個新的組織要大展長才，你的起手式會是什麼？從人員著手或是由流程進行變革，不管哪一項只要是涉及「人」，通常需要時間來進行改革，因為人在社會化的過程都會產生習慣，組織團體亦是相同，會依據過去成功經驗或是組織文化，形成組織慣性，所以有人存在的環節，要進行組織變革，筆者會建議你從實體環境改變開始著手，會有你意想不到且立竿見影的效果喔！人的認知非常容易受到接觸實體環境改變而產生影響，而實體環境(設施設備)改變在各項變動要素中（設施設備、人員、流程），是相對容易擺脫組織慣性中的資源僵固性束縛，產生慣性弛緩現象。根據筆者研究（請參閱筆者另一著作：簡單學創新）當決策者感受到組織面對機會或威脅時，為求組織發展或生存關鍵期間，通常願意投入資源進行組織變革，以因應外部環境變化，此一現象就是資源僵固性寬鬆。又為什麼人會受到實體環境改變的影響呢？本章節將初到台中榮總的陳院長如何展開組織變革起手式進行實例說明。

問題來了！

　　2021年八月初上任不久的陳適安院長問了我一個問題：「你覺得目前第5會議室開記者會的場地適合嗎？」喜歡以問題引導員工思考而不直接下指令是陳院長的領導風格，因此我立刻網搜衛福部的記者會場地、行政院記者會場地、台北榮總記者會場地長什麼樣子？

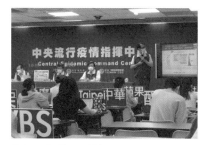 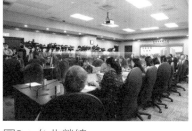

圖1：衛生福利部　　　　　　圖2：台北榮總

　　從下載圖片中可以發現三項共同特徵：**場地寬廣、平面地板、配備桌椅**，以這三項特徵與中榮當時固定開記者會的第五會議室相比，立刻發現中榮除了場地夠大以外，階梯設計拉長了後方跟講台的距離易產生疏離感，加上移動和進出不易，而且跟桌椅相連的桌子太小，不利書寫紀錄，更遑論使用筆電，皆是有待改進之處。

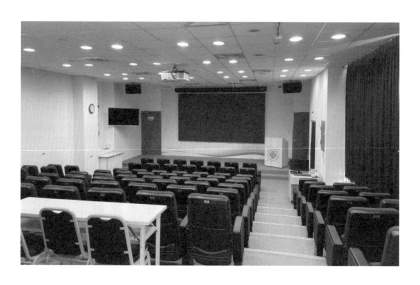

　　首先第五會議室是階梯教室，所有座椅連接一起，且無專用的桌子提供記者撰寫新聞稿。有了記者會場構想基本雛形條件，就開始比對醫院所有適合的會議室。比對後符合條件的只有三間會議室，分別為行政大樓七樓會議室、研究大樓第三會議室及第四會議室。而行政大樓七樓會議室是台中榮總最具質感的會議室，不僅場地寬廣且裝潢、家具、燈光、影音設備、藝術佈置皆是精選之作，醫院對內、對外重要會議皆在此處召開。因此我完全不作他想，絕不會選擇此一會議室，因為如果以此會議室作為記者會專屬場地，實在太困難了。為什麼？因為該會議為全院借用率最高的會議室，是各種重要會議首要之選，而中榮的例行記者會每週四皆有一場，因此要能借到場地順利召開記者會，無異是緣木求魚的難度。另外每月就算能借到一至二次場地，對媒體

記者相對非常不友善，因為需要更改至其他大樓會議室召開記者會，不斷變動地點會增加媒體記者困擾，因此固定場地是一件非常重要的事情。

令人意外的答案

在各個場地評估猶豫不決時，不久院長找我詢問評估結果後，應選擇什麼場域作為記者會會場？於是我猶豫地表達行政大樓七樓會議室最為適合，令人意外的是他一口就答應並表示下一次記者會就在那裡舉辦。這個快速的決定讓我驚訝不已，這個答案似乎是院長心中早已設定的答案。新的問題再度產生，此時會議室的借用時段早已經預約到二個月後，而且有許多都是非常重要的會議，經過無數次的溝通，終於敲定所有時間可以在七樓會議室召開記者會，此一決定表達，公關組在新聞績效必須要有突出亮眼的表現，否則一定會惹人非議，也代表此一會議室實體環境召開記者會有其重要背後意義，為何院長做出如此的決定。

七天很快的過去，又到召開固定記者會的日子。2021年8月12日台中榮總記者會第一次在行政大樓七樓會議室召開，此次是由放射腫瘤部葉慧玲主任主講，主題是「早期乳癌手術後放射治療新趨勢」。當天記者們依據採訪通知抵達新的記者會會場，眼神皆為之一亮，口中隨即讚美怎麼那麼豪華，是要發表什麼重要的新

聞，搞得如此隆重。記者基於職業本能，本身對環境就是非常敏銳，他們感受到不同的氛圍，來自什麼呢？

實體環境改變策略會改變什麼？

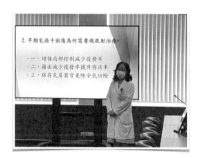

依據觀察記者行為發現，記者第一次踏入行政大樓七樓會議室，首先印入眼睛的視覺效果是「寬敞空間」、「明亮溫暖的燈光色系」、「擺設整齊的精緻豪華桌椅」、「讓人感受舒適的空間佈局」、「優質效果的影音設備」、「易於辨識的醫院標識」、「意境優雅的藝術作品、」、「服務人員態度」，隱含台中榮總用最高等級的會議室辦理記者會，呈現中榮對來賓重視程度，凸顯對媒體記者表達最高等級尊重，同樣也是對接受資訊受眾（消費者）的尊重具體表現。

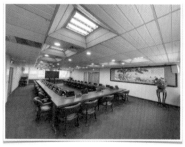

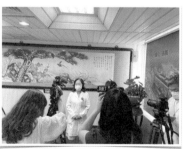

對媒體記者而言，心中印象所形成與以往不同的感受認知，分別為三個構面（Bitner, 1992）：

一、氛圍：消費者五官所能接觸到的服務特性，包括皮膚感受的溫度、眼睛視覺的燈光、耳朵聽覺的聲音或音樂、鼻子嗅覺的氣味、服務人員態度等，皆可以影響外部顧客及內部顧客的滿意度與行為，進而影響績效。

二、空間／功能：係指空間大小、設施設備、家具形狀的大小對顧客所形成的知覺感受，其呈現的效果對於消費者有極大的影響力。

三、標識、符號與工藝品：場地空間的大小本身就是一種隱含的標識，透過符號、標示以及工藝品可以呈現企業本身的內涵與加深消費者辨識度與認同感。

實體環境影響三大構面

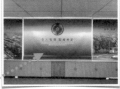
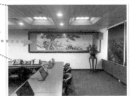

* 氛圍：

* 空間/功能：

* 標識、符號與工藝品：

進而我們從不同的媒體特性發現，他們因自身需求的不同，會因此一實體環境而有不同運用，產生多功能性。例如：平面媒體記者需要撰寫採訪新聞稿件，對於桌椅的需求遠高於電視媒體記者；而空間大小與不同採訪標識等背景對電視媒體相對重要，因為要呈現不同視覺化效果。

實體環境影響對象與範圍

藉由實體環境提昇改變，會產生哪些影響呢？研究發現會對兩種人產生認知改變進而改變行為！

消費者：媒體記者對中榮記者會而言代表廣大的消費者市場，他們扮演行銷推廣階段重要角色，在國人對新聞媒體信任度強及中榮本身自媒體受眾廣度及忠誠度不夠強時，透過賺媒體（平面媒體、廣播媒體、電視媒體、網路媒體）新聞報導，讓全國民眾接收到中榮最新醫療資訊是目前範圍最大、效果最好的推廣方式。試想，讓媒體工作者有舒適、多功能的採訪實體環境，他們因為心情愉悅產生認知感受佳，自然而然會將其體驗融入報導，好的報導就容易被自家媒體主編或導播採用，進而新聞露出。

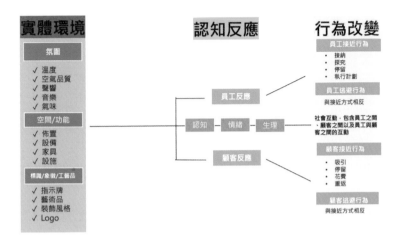

事實說話證明一切

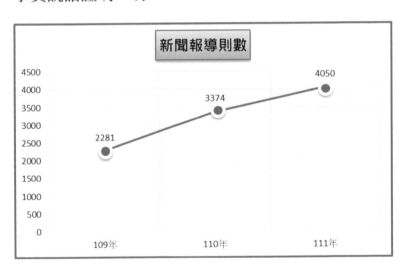

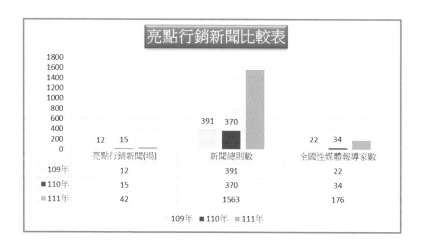

	亮點行銷新聞(場)	新聞總則數	全國性媒體報導家數
109年	12	391	22
110年	15	370	34
111年	42	1563	176

109年　110年　111年

　　我們可以透過新聞露出績效，檢核實體環境改變與媒體記者行為有無正相關改變，藉由109、110、111年的比較資料（如上圖），我們可以發現新聞媒體的露出則數不斷增加，符合中榮亮點新聞標準的單場記者會也不斷增加。

　　服務人員：在中榮記者會上服務人員包括：副院長、各發表主題的醫療部主任、科主任、發表醫師、其他團隊醫療成員、公關組組長、新聞承辦人、攝影人員。以上這些人員陣容在陳適安院長就任所新設定的出席規則，此一部分在「人員」專章會予以說明。實體環境改變對本院服務人員為什麼會產生行為改變，依據馬斯洛理論所論述服務人員是院內員工，當然明白行政大樓七樓會議室在醫院所代表的重要性，院長直接指示全院當辦理記者會時，會議室以召開記者會為優先，其他會議或活動改在其他會議室辦理，這對辦理記者會的

所有服務人員會產生尊榮感受認知，也無形當中產生工作壓力，辦好記者會成為服務人員的共識，特別是各部科醫療人員他們是輪流辦理記者會，要如何將其部科的產品（醫療技術、團隊流程、科技設備、研究發展等整合）特色亮點表達，吸引媒體關注並願意報導，以利民眾可以獲得醫療資訊。

綜合成效來自資源整合

當然實體環境變革僅是整體行銷的一環，所以媒體新聞露出增加，並不能完全代表是實體環境改變的功勞（效果），因此後續各種改革方式一一單章介紹說明，讓讀者了解需將哪些變革關鍵因素，進行資源整合，才能發揮行銷綜效，連帶建立中榮立足台灣，引領國際的品牌形象。

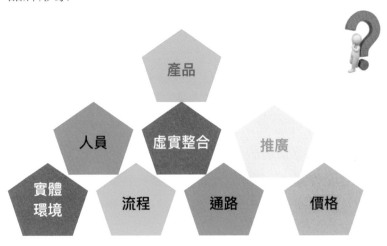

中榮實體環境快速轉變

　　以實體環境變革，透過整體環境觀感讓顧客、員工產生內在反應，併進一步產生認同感受與趨近行為，此種服務場景模式在台中榮總不僅應用於記者會實體環境改變。

　　陳院長從到任第一個月就開始實體環境場景改造，如何讓顧客與員工對實體環境改變最有感覺，當然找他們最常接觸的地區，台中榮總以擁有八棟大樓與複雜空間著稱，空中走廊肩負聯絡各棟大樓醫療動線功能，為每日民眾與員工通行要道也是人流量最大的區域。陳院長一開始就選擇空中走廊進行環境改造，由原本採光欠佳格子窗改變為大面積透光玻璃，情緒隨著光線與寬闊視野為之改變。

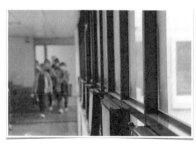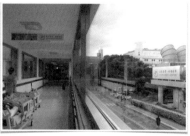

　　緊接著沉悶單調的通道，跟隨著各種藝術畫作展出，路過民眾與員工心情壓力可得到減緩舒壓。各式各樣的藝術品開始佈置在院區適當的角落，有一回Discovery頻道製作團隊的製作人李潔如來台中榮總拍攝

「後疫情時代的台灣」，走在通道時有感而發，台中榮總讓人感覺不像醫院，整個實體環境讓人感覺到輕鬆。

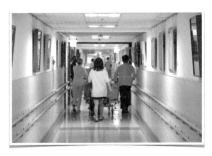
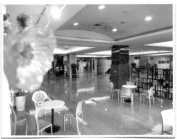

　　除了總務室的努力外，在院長指導下，其他醫療部科也陸續打造更貼近病人與家屬便利與舒適感的醫療環境空間，例如：神經醫學檢查中心、內視鏡診斷治療中心等。每一項環境設計透過實體轉換心理輔助，優質醫療實體環境讓民眾減輕壓力與痛苦，持續強化民眾治療過程信心與預後效果。

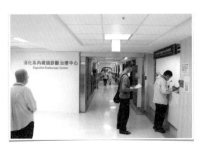
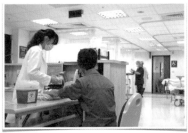

建構數位醫療的智慧實體環境

　　2022年10月29日在總統府秘書長李大維先生等多位貴賓見證下，陳適安院長正式啟動臺中榮民總醫院第三醫療大樓興建動土典禮。此一劃時代歷史一刻，將會持續展現陳院長為民眾打造「以病人為本」的智慧醫療實體環境理念。屆時更優質的實體環境結合優秀服務人員讓病人及家屬享有全新的醫療體驗旅程經驗。

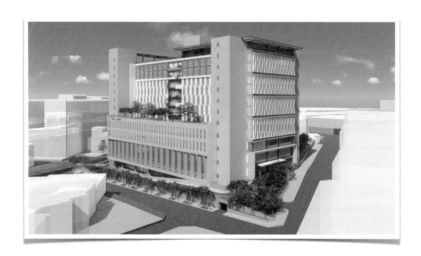

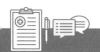

臉腫不一定是智齒痛
小心橫紋肌肉瘤作怪

Clinical outcomes of Laser Hemorrhoidoplasty with Feeding Vessels Suture Ligation

在過去，台中榮民總醫院的媒體行銷主力是醫師或是醫師的專科護理師。為什麼呢？因為過去記者會召開的流程很簡單，首先公關組承辦人員在每年年終前，會預先分配醫療部科下一年度召開記者會時間，並發公函公布全院。一般而言，單位主管在召開記者會前一、兩週自己撰寫或指派醫師撰寫新聞稿，完成後交給公關組，由公關組承辦人員依據新聞稿於前一日下午發採訪通知給新聞媒體，並於指定日期時間召開記者會。記者會當天發表新聞的醫師準備簡報向媒體報告並接受聯合採訪。公關組當然也會擔心醫師遲交新聞稿或忘記要開記者會導致開天窗，因此一週前會努力催稿。由此流程可見一件事，「醫師」非常重要，他寫的新聞稿決定「記者會能不能開」「撰寫內容能不能吸引記者」「對台中榮總是否有正面或負面影響」。對中榮這種大型的醫學中心而言，此一流程勢必有品質審查的機制存在，否則就不是台中榮總的標準作業程序。

　　的確，自從我2019年4月到公關組報到任職時，確實有一個審核機制存在——台中榮總新聞稿「自我查核表」，任何一篇新聞稿都必須由撰寫者勾選是否有符合規定，再經由二級主管及一級主管審查蓋章。此一機制看似具有審查作用，仔細研究則偏向是否有無違反主管機關所規定的醫療法規（醫療院所不得廣告），並非著重在新聞品質與內容吸引力。因此，對於整體媒體行銷產生審查偏離效應，新聞效果好與不好、對醫院品牌形

象是否加分，皆取決於醫師撰寫的新聞稿，其他人員對於整體行銷並無相關責任與連帶關係，這與審查機制與流程制定有相當大的關系。

　　從最基本來說，在原有的機制下，醫師負責生產產品（新聞稿），經過單位主管進行品管檢查（是否違反醫事法規及病人個人隱私），送院部審查批核後交由公關組召開記者會，事後搜集彙整新聞露出則數作爲績效評估。就醫師端而言，醫師會產生三種情況，一種是積極撰寫新聞稿，希望讓民眾獲得更多的醫療新知，並有效廣告自我形象。第二種是敷衍了事，可能是彙整衛教單張資料或改寫醫學研究報告，導致新聞稿內容太過平淡或太過艱深，無法吸引記者目光，最後新聞露出效果很差。第三種是拒絕態度，部分醫師因醫術高超本身就具有高知名度，病人求診趨之若鶩，因此根本就不配合醫院行銷規定召開記者會。上述無論哪一種類型，多數醫師的共同的想法都是——「公關組」只是召開記者會坐享其成收割他們績效的單位，這種想法對公關組並不公平，因爲公關組也非常努力聯絡媒體記者到場採訪，若記者如無法到場採訪，也會將新聞稿資料及現場畫面照片傳送給記者，希望他們可以採用，以利增加新聞露出則數。但是爲什麼醫療部科會有這樣的想法，初步探究整個行銷流程設計似乎出了問題，未能凝聚不同單位的向心力，形成團隊共識，共同承擔產品／服務設計、研發、行銷與執行。因此，行銷流程與策略必須改變，

讓各自為政的團隊可以檢視自己的作業，如何與其他部科或團隊進行結合，終歸要讓病人與家屬（消費者）要知道最好的醫療服務資訊，並將認知與實際體驗感受間的差距縮小，甚至超越病人與家屬的需求認知。

兵隨將轉展實力

2021年4月下旬，陳適安院長就任台中榮總院長已經三個月，對於原先的流程並無任何改變，這段期間他問過筆者三個問題以及做一件事情。他的問題是「每一則新聞要如何才能具有特色亮點？」「我們醫院全國性的新聞露出率有多少？」「公關組為何只用手機拍照？沒有專業的攝影器材嗎？」他做的事情是親自閱讀每一篇新聞稿並給予指導。透過三個問題與一件事情，能為台中榮總媒體行銷做出什麼改變貢獻，又為何會擦出改革的火花！

事情要怎麼做？會讓原本的慣例僵固性產生鬆動現象！勤奮堅持執行朝對的方向做對的事情，讓邏輯性系統性的思考改變原有的行為，進而產生新的流程做法。例如陳適安院長透過指導一篇篇新聞稿，逐漸建構出人員參與感及產生撰寫新聞優化流程。

團隊合作

　　一開始陳院長與我討論，他對新聞稿的要求態度是期待作者要能表達團隊合作，而非個人英雄主義，或許讀者會懷疑醫療界行銷不就是要造「神」，才能引起民眾忠誠度麼！但是每一件醫療行為絕非是一位醫師就可以讓病人得到最佳的醫療服務。為什麼？醫師看診治病需要其他醫護技術人員協助，例如醫檢師抽血進行生化檢驗、放射師進行電腦斷層或核磁共振影像檢查、藥師調劑藥物、護理師進行病人醫療照護、資訊人員提供資訊系統連結生產供應鏈，以利提升醫療流程的效率，甚至連醫療輔助性的勤務傳送人員也包含在內，因為送錯病人或送錯藥等任何一個醫療環節錯誤，都會導致醫療服務品質下降甚至產生醫療糾紛。因此，撰寫新聞稿強調團隊合作，會讓撰稿人開始檢視整個生產流程，每位參與者的角色與貢獻，其生產過程是否有瑕疵？是否有漏洞？值得進行討論修正的事項？同時負責的部科主管在檢視審查新聞稿時，也被賦予審核是否有任何遺漏其他部科的貢獻。所以台中榮總新聞稿撰寫者被要求強調團隊合作，除激發人員士氣及創意思考勾勒特色外，更是藉此檢視產品生產供應鏈是否環環相扣，讓醫療服務體驗旅程能更貼近消費者期待，甚至超越消費者期待。

　　以兒童醫學部黃方亮主任所發表的〈臉腫不一定是智齒痛小心橫紋肌肉瘤作怪〉記者會新聞稿為例（請參

考QR- Code4影片連結）：

　　「小凱媽媽回憶說『知道小孩生病的剎那間，心情眞不知道如何形容，眞的很害怕會失去他，不知道怎樣幫忙他才是最好的……』。12歲的小凱右

邊智齒處感覺不舒服與臉頰腫脹，經過治療臉頰仍持續腫大，起初以爲是牙齦感染的蜂窩性組織炎，但轉至當地醫院經抗生素治療後仍沒有改善。經電腦斷層檢查，發現右臉頰後有明顯腫塊，轉至中榮兒童血液腫瘤科診治，經會診耳鼻喉科梁凱莉主任手術切片檢查，病理報告確認是右側顱底橫紋肌肉瘤。

　　小凱確定診斷後，在臺中榮總兒童血液腫瘤科黃芳亮主任的團隊接受化學藥物治療，同時也接受放射腫瘤科游惟強主任團隊的放射線治療，共近一年的療程，期間定期的影像學檢查，顯示腫塊逐漸縮小，小凱也恢復俊俏的臉龐。療程結束的影像學檢查，經耳鼻喉科梁凱莉主任審視，沒有腫瘤殘存已不需手術治療。（圖12）

　　根據臺灣兒童癌症基金會統計資料，臺灣兒童橫紋肌肉瘤5年整體存活率爲68%，臺中榮總團隊10年來共治療12位橫紋肌肉瘤孩童，整體存活率高達80%。臺中榮總提出呼籲對於兒童臉部的不明腫塊應提高警覺，提早發現提早治療可能的兒童橫紋肌肉瘤。」

　　內容中提及治療過程橫跨三科：分別爲小兒血液腫瘤科、耳鼻喉科、放射腫瘤科，對病人進行整合性治

療，讓病人得到最好的預後效果。這種藉由團隊合作進行自我檢視流程自我提升品質，以病人為中心的醫療整合模式，成為台中榮總醫療團隊提升競爭力不可或缺的一環。

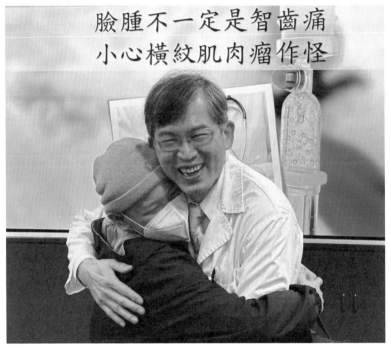

圖12：小凱真情擁抱答謝黃主任

數據支持

此外陳院長在某一篇新聞稿寫下「各醫療團隊要能多彙整治療過程的數據，並進行研究」，這對台中榮總所有開記者會的同仁都感到無比震撼！為什麼？過去

召開記者會撰寫新聞稿幾乎沒有壓力，甚至有人套用衛教單張資料再加上一個個案案例說明交差了事。曾經有一位新聞稿撰寫醫師的主管就是因為如此做法，被陳院長請去約談，陳院長表示無法接受如此態度去辦理記者會，任何一場記者會都代表台中榮總的聲譽與品牌，單一個案治療成果發表，並不是民眾所期待的資訊，量化治療預後成果所能呈現之最優質標準作業模式對病人才是最好的資訊，讓病人可以對醫療的技術及方式能多瞭解，在治療過程可以與醫師討論治療決策，達成醫病共同決策的目的。

因此要求新聞稿撰寫人必須要有數據紀錄治療過程，代表醫療團隊是嚴謹對待每一個病人進行治療並詳細紀錄過程，用科學方法進行歸納、分析、提問、推論、邏輯性思考並解決問題。這是一種人員訓練，透過媒體行銷再一次檢視治療過程是否完整紀錄、分析、檢討與研究創新。舉一個例子（請參考QR-Code5影片連結）：胃癌治療團隊為了召開記者會，吳豐旭醫師在記者會召開前的數個月就開始請病例室疾病分類師及個管師，重新整理所有胃癌病患治療過程的比對分析，由新式的治療方法與傳統治療方法中，分析預後情形的數據呈現差異性。用精準數據向民眾說明治療方式與可能結果，是台中榮總醫療團隊每一位成員對民眾負責的積極態度。

QR code5

專家佐證

　　接續陳院長要求所有新聞撰稿人不僅要有數據支持外，新聞稿還需要論文、期刊發表，除非新聞稿內容屬於新的醫療技術或科技，尚未廣為民眾知道，為了讓民眾享有更多的醫療資訊決策權，可以特別註記於召開記者會推廣收案後開始進行研究、分析，再推出論文期刊發表。

　　其主要的目的是藉由量化病人治療研究過程的數據，統計分析以找出病人治療的最適模式，但是世界人口如此之多，台灣醫療要能建構一套科學醫療研究體系，就必需透過論文期刊發表，連結更多數據與專家學者驗證臨床研究成效及未來發展。

　　另一方面，透過新聞行銷方式，讓更多醫師在臨床醫療過程，縮短學習過程，有效精準判斷病情。例如：神經內科陳柏霖醫師研究發現covid 19有些確診病人在臨床上會產生瞻妄現象，一開始研究發現是新冠病毒引起精神上的一種現象，但是陳醫師在深入研究比對分析後，發現有些病人並非精神上的疾病，而是因為腦中風現象所引起的瞻妄症狀。因此對於新冠病毒確診病人產生瞻妄時，需增加症狀評估（手腳無力等）適時給予病人電腦斷層掃描，一旦發現腦血管有栓塞情形，立即給予溶栓或取栓治療。此一情況就發生在筆者親人身上，因正好準備進行此一記者會，經由陳柏霖醫師解釋

整個過程，因此印象非常深刻，也立即將此一期刊轉發給治療筆者親人的醫院主治醫師，提供其診療判斷的新模式。最後發現我的親人確實是腦中風有輕微栓塞，因此立即給予溶栓藥物治療，避免造成更嚴重的後果。（請參考QR-Code6影片連結）

QR code6

個案引導

　　個案（病人）本身若是具有話題性，當然容易引起新聞媒體關注與報導，因此慎選個案引導醫療知識主題，顯而易見能吸引記者跟讀者的注意，但是具有話題性的個案可遇不可求，因此醫療團隊於平時治療過程就必須要注意個案，遇有特殊性情況者，就須留意與紀錄過程。

　　為什麼要用個案引導至醫療主題，因為「同理心」。無論遇到好事或壞事情境時，人的感知會學習與模仿，特別在生病時又沒有足夠的醫療資訊時，看見他人成功治療經驗，無疑是黑暗中亮起一盞明燈。所以用好的個案引導會很容易引起他人的同理心進行關注。

　　這樣的做法雖然可以引起媒體及民眾關注，但是也有其致命缺點，如果個案僅是單次發生的醫療案例，而且個案並非是因為醫療技術太新導致無其他醫療數據呈現，這種狀況就有誤導民眾及醫療廣告之嫌。因此，要

給民眾正確醫療知識傳遞就必須要有「數據支持」，所以在台中榮總各醫療團隊撰寫新聞稿時，除非該項醫療術式是極新方法或罕見疾病新發現，不然皆會在所有醫療數據中挑選合適個案引導民眾獲得醫療知識。

「點、線、面、體」
不可思議的行銷內容優化模式

上述四個新聞稿構面在推行的過程並不容易，遇到許多阻礙與挫折，但是陳院長從不放水，只要不符合要件的新聞稿，就不同意召開記者會，並且要求公關組組長、科主任、部主任及督導副院長從嚴審核並進行修正與指導，往往一份新聞稿從醫療部科審查送出後（詳如自我檢查表），經公關組修正退回數次，因為太過專業艱深的醫療新聞稿，若無法讓非醫療專業的公關行政人員明白內容，那更無法讓民眾可以了解。透過如此審核與訓練機制，當人的態度開始改變，新聞稿品質也隨之逐漸改變。整個改變是由個人改變態度的「點」開始發生，隨著重視「團隊合作」檢視產品價值鏈生產過程，是否提供滿足消費者預期體驗旅程，透過每一個生產人員點與點的緊密連結，建置完整服務產「線」提供每一位消費者體驗。優質服務產線提供每一位病人優質醫療服務，需要再經過科學數位結構化紀錄與研究分析，依據數據歸納出什麼方式的治療對病人預後效果最好，形

成整合性個人化治療模式，以支持中榮醫療品質提升，形成標準服務整體「面」。任何的研究必須經得起其他國際學者或其他研究者的反覆科學驗證，涉及生命及健康的臨床醫學研究必須更嚴謹，接受其他人的驗證與建議，因此中榮新聞稿的第四項要件「專家佐證」是取得其他學者專家的驗證認同，並可以持續研究精益求精，為人的生命健康持續有所貢獻。整體醫療面透過論文期刊發表共通平台，結合國際眾人研究實務「面」力量，建構出穩固科學醫療「體」，探索解決人類生命健康奧祕。

跳脫舒適圈，
打掉重練需要時間與系統性訓練

從2021開始重新檢視媒體行銷內容要如何強化與改善，除了透過流程改善藉由「個案引導」「團隊合作」「數據支持」「專家佐證」等四大構面，規範撰寫人員須依據臨床醫學研究量能，慎選議題及個案故事，以確保每一則新聞稿內容具有學術亮點及優質故事吸引，達到「知」到的標準。另一方面則是由人員是否「接受領導」角度切入（圖13），依人員撰寫能力與態度分類約可分為R1「沒能力、沒意願」、R2「沒能力、有意願」、R3「有能力、沒意願」、R4「有能力、有意願」等四類人員，要如何進行不同情境領導？

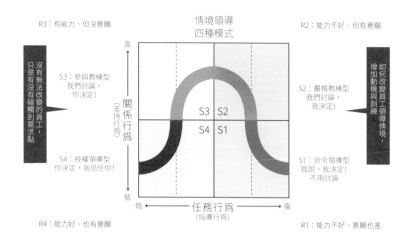

情境領導
四種模式

R3：有能力、但沒意願

R2：能力不好、但有意願

沒有無法改變的員工，只是有沒有碰觸到需求點

如何改變員工領導情境，增加動機與訓練

S3：參與教練型
我們討論，
你決定。

S2：嚴格教練型
我們討論，
我決定！

高

關係行為
(支持行為)

S3	S2
S4	S1

低

S4：授權領導型
你決定，我信任你！

S1：命令領導型
我說，我決定！
不用討論

任務行為
(指導行為)

低 ← → 高

R4：能力好、也有意願

R1：能力不好、意願也差

圖13：情境領導員工接受區域圖

　　陳適安院長到任後先做二件事，給員工看見改革決心及增加員工相信變革會成功的信心。就是「調升薪水」與「增加職缺」二件員工福利大事，一方面打破醫師過去薪資天花板限制，一方面增加契約主治醫師職缺，不但激勵員工自發性誘因工作動機，也留著更多優秀醫師人才在中榮，不會因為沒有主治醫師缺額轉職到私人醫院謀求升遷管道。有紅蘿蔔的福利，對於後續變革的抗拒就大幅減少，所以第一年初期的行銷變革就是著重在行銷內容優化，藉由流程四大構面進行人員撰寫訓練。隨著系統化一步驟一步驟增加四個構面，讓每一場召開記者會的團隊人員，逐步吸收前面人員優化經驗且分批導入「個案引導」「團隊合作」「數據支持」「專家佐證」構面逐步增加優化新聞稿內容，此一訓練

階段約花費一年半時間。

　　建構信心對於人員訓練就前述四類人員效果不一，對於R4人員最具效果，因為這類人員本身就具有優異醫療專業、醫學研究量能及高度行銷醫療意願，當醫院公關行銷部門提供撰寫模式及協助特色勾勒架構時，他們會迅速整合反應於優化行銷內容，因為他們是將自己醫療團隊當作事業部門經營，希望帶給病人最優質醫療價值，而非當作是一份工作。

　　對R3人員會產生效應的原因則不太相同，基本上R3人員同樣具有優異醫療專業能力但是缺乏行銷動機與意願，因此必須針對他的需求增加誘因，「加薪」「職位」方法雙管齊下，確實激勵許多R3人員行銷動機願意發表醫療研究及新知，藉此回應對加薪及職位需求感知。所以當陳院長到任後立即啟動加薪方案，鼓勵醫師士氣，另一方面大幅擴增主治醫師職缺（包含契約），不得不說真是有遠見，因為切合許多醫師的需求點，能動搖需求點就能誘發這批人員的自發性動機，自然連帶改變他們的行為模式。

　　關於R2人員屬於有意願學習求表現的心態，但是缺乏醫療特色及行銷內容彙集撰寫之能力，通常是年輕的主治醫師，針對此類屬性人員筆者通常會提供各種優秀範本及個別指導訓練勾勒其方向及實作模式。但是通常因為忙於醫療本質專長的增進，即使有心想學，也會自我感覺力不從心，會以太忙啦、沒有時間、沒有研究場

域、不認識可以合作的廠商、沒有人指導研究方向等等理由，這時他們最需要的是嚴格教練型的壓力領導以及正確指導與支援協助，陳院長及行銷團隊適時給大家應有的支援與合理壓力，推動許多年輕主治醫師研究動機與產生研究方向及量能。

最後R1人員也是最多的一群，加薪及職缺對他們而言是遙遠的未來式，在忙碌緊張住院醫師期間能學好基本醫療技術就已經是謝天謝地，至於要學習如何增加媒體行銷及撰寫能力，根本提不起興趣。但是由另一個角度思考，這群年輕醫師不就是最有活力與創意思考的一群人嗎？過去每一位醫師從R1階段蛻變到R4成為一位行銷名醫，需歷經長期時間與經驗磨練，在嚴格淘汰後而誕生。現在台中榮總已經建構一套系統行銷模式，可大幅縮短有意願者的學習曲線，減少由醫師自身經驗慢慢磨練之歷程，若是能夠提出一種激勵因子兼具強制訓練R1人員的方法，讓其組織社會化進而改變組織氛圍達到組織文化變革目的，豈不是一劑良方！

由源頭改變建構全新人員發展模式

為了釜底抽薪達到縮短學習曲線目的，加薪及職缺或許對R1人員不具吸引力，但是「公費出國學習」對每一位醫師有絕對吸引力。而出國學習參加頂尖醫療會議最主要動機就是「醫療研究」發展，醫療研究是醫學進

步的動力與量能，投入越多發展越大，對人類健康的幫助就越多。住院醫師在醫院學習基礎醫療技術，若能接觸國際頂尖學者研究會議發表新知，對於未來學習領域研究發展方向，將無可限量。

　　台中榮總於2021年因受限於COVID-19疫情關係，順應情況暫時停止實質出國參加會議，僅於國內以視訊會議方式辦理國際研討會，但從2022年起開始以發展醫療研究量能建構核心能力，在陳適安院長自籌資金與大力遊說下，引發許多企業家對醫療研究發展的重視，主動捐款贊助中榮醫療人員出國參加國際會議發表論文及吸收新知。激發中榮醫事人員醫療研究動機後，大批人員投入臨床醫療研究伴隨著各種醫療科學論文發表產出，中榮建構一項培養訓練制度「參加國際會議返國召開發表記者會」，每一位出國者於出國前將其摘要及海報論文送交所屬主管審核是否推薦召開記者會，在呈送院部所屬副院長審查建議，最後由院長裁示是否召開記者會。一旦獲選者出國參加會議返國後，立即彙整本身研究及所學新知，撰寫記者會新聞稿，以利儘早讓國人知道相關醫療資訊。藉此模式可以有效激勵與訓練R1人員快速成長，兼具醫療專業與行銷能力養成，並可帶給民眾醫療新知與發展趨勢。

當完整人員行銷策略構思完成後，執行過程當然會遇到問題，特別是R1人員受到相當大的這震撼，「我出國的海報論文及見聞，返國後要如何召開記者會？」沒有信心做好這件事，不僅存在一般住院醫師及基層醫事人員心中，包含他們的主管也心存疑惑要如何執行！筆者開始與主管及當事者討論，構思如何做好文案內容，最終他們認同依舊以「個案導引」「團隊合作」「數據支持」「專家佐證」四構面爲撰寫基礎，再分成由資深主治醫師尋找適當個案來支持住院醫師的研究數據，藉此撰寫新聞稿；召開記者會時主治醫師、個案及住院醫師連袂出席說明醫療發表特色，發揮團隊作戰效益。

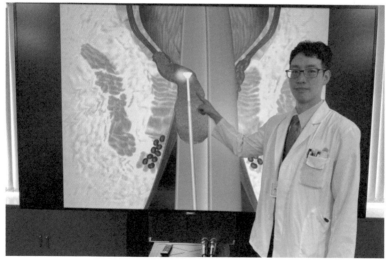

圖14：陳凱祥醫師說明手術過程

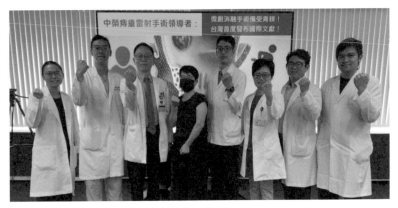

圖15：大腸直腸科團隊支持記者會情況

　　112年10月大腸直腸科陳凱祥住院醫師發表其人生第一場記者會「中榮痔瘡雷射手術領導者：微創消融手術備受青睞！台灣首度發佈國際文獻！」（圖14），他帶著稚嫩靦腆的笑容面對記者的發問侃侃而談，這次經驗將會讓他無論在醫療研究或行銷專業能力都會收穫良多。當天大腸直腸科蔣峰帆主任帶著一位個案及其他曾經提供手術數據資料的所有執刀主治醫師全部到場支持（圖15）。一場記者會發表在蔣主任的帶領下，讓多位資淺主治醫師及住院醫師同時獲得實質經驗與訓練，有效縮短R1至R4的學習曲線。（請參考QR-Code7影片連結）

QR code7

小結

　　人員是組織最大的資產，台中榮總透過四大構面結構化撰寫方式優化新聞稿內容，奠定優質基礎條件。另一方面針對不同情境人員素質，給予不同領導方式及誘因，滿足不同需求與動機，在全方位的訓練下，縮短人員學習曲線並營造組織變革氛圍。

流程：串連企業服務價值鏈

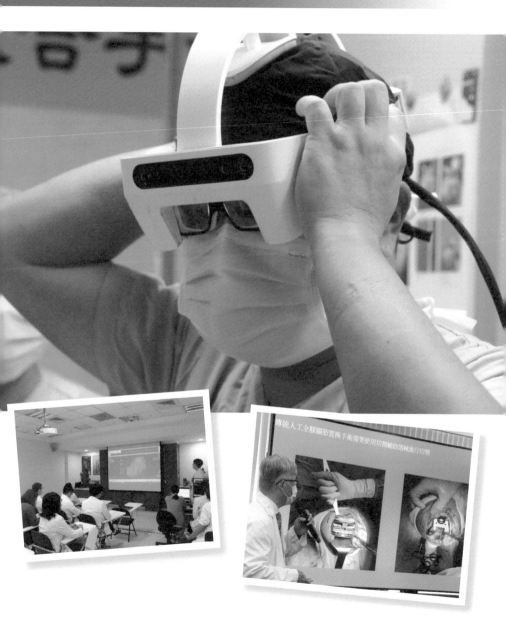

在台中榮總推行媒體行銷流程改變的初衷在於「尊重」二字。首先，陳院長要求地點改變，由階梯教室的第五會議室改至全台中榮總最好的會議室辦理記者會，藉由設施設備的改變宣示對新聞媒體記者尊重，以及院內所有承辦記者會的員工表達重視媒體行銷的決心。緊接著他交代新聞稿自我檢查表增加督導副院長審查簽名欄，希望各督導副院長能負起監督責任，並且親自出席記者會擔任主持人，此一新增改變無疑加重各部科主管的壓力。試想副院長親自審稿及出席記者會主持，還會有主管會輕忽記者會準備過程麼？千萬別小看組織慣性的力量！

從2021年與2022年的媒體行銷數據比較可以得知，2022年整體媒體露出率為4050則遠勝於2021年的露出3374則數，全國媒體亮點新聞2022年的則數1563，也遠大於2021年的370則數，可以發現整體媒體行銷改革策略有其具體成果，但是從另一個數據顯示固定記者會由110全年度50場到2022年36場共下降14場。這充分展現整體媒體行銷策略是成功有效果，整體新聞「品質」的進步不僅讓全國性的新聞報導增加，連帶全面新聞媒體露出則數「數量」增加，但為何整體固定記者會能開的場次下降14場？

2023年1月份陳院長於2022年年終報表中發現問題也提出一個問題：「請說明為何固定記者會場次會下降之原因？」也提及另一項要求「請增加尖端、精準、再

生醫療、高點數論文及國外會議報告之記者會場次」。
這一個問題一個要求，一般人會認爲答覆院長並不困
難，只要實事求是依據目前現況作業流程回覆，例如：
「因爲2022年度有多篇記者會新聞稿因未符合『個案
引導』『團隊合作』『數據支持』『期刊佐證』四個要
件標準，因此沒有召開記者會僅發新聞稿。」「有關增
加尖端、精準、再生醫療、高點數論文及國外會議報告
之記者會場次，將簽會尖端醫療委員會、精準醫療委員
會、再生醫學委員會及研究部，建請推薦各三場次優質
醫療單位召開記者會。」確實可以這樣做，但是這樣眞
的能解決問題嗎？能夠提升媒體行銷策略層級嗎？

因果脈絡思考模式

要解決問題最好採取因果脈絡思考模式，找出眞正
問題所在，再思考解決問題的方法，方不會產生頭痛醫
頭腳痛醫腳的荒謬解方。首先，將台中榮總2022年的媒
體行銷作業流程表列如下：

一、2021年11月會先編定2022年記者會部科排定
　　名單，將全年度醫療部科召開記者會之時間排
　　定，以利分配之醫療部科提前準備記者會召開
　　先前作業。

二、排定醫療部科於一個月前提供新聞初稿及自主
　　檢查表紙本（已通過二級主管及一級主管審核

確認蓋章）給公關組校稿修正後上簽經院部長官審查，奉核後之新聞稿評定是否可以召開記者會，或是僅得發布新聞稿給媒體記者。

三、奉核定之新聞稿，公關組開始與預備發表記者會之醫療單位撰稿人聯繫拍攝衛教宣傳影片事宜。先與簡報醫師討論整支影片特色及重點，再請簡報醫師與新聞稿個案錄影，針對錄影談話醫療團隊提供治療過程相片、簡報資料等素材預備作為影片空景使用。另需安排醫師看診、治療過程拍攝影片時間，以利作為影片空景使用，讓民眾及媒體記者可以藉由治療過程視覺效果了解醫療資訊，較僅有醫師說話影像更具說服力。製作完成毛片需經過發表醫療部科簡報醫師、一二級主管審查後，再進行上字幕及配樂，完成後提送副院長審查。

四、新聞稿奉核後，醫療部科需提供簡報資料，以利公關組製作記者會聯合訪問影幕背板，提供最佳行銷露出鏡頭。

五、記者會前一天15:30發布新聞採訪通知給新聞媒體群組，並附上影片字幕版，以達宣傳效果。

六、記者會當日流程：
　　1. 09：30　公關組佈置場地測試設備
　　2. 09：40　記者會發表團隊人員及邀請個案就位

3. 10：00 記者會開始，副院長致詞
4. 10：05 宣導影片播放
5. 10：10 簡報
6. 10：15 合影
7. 10：20 聯合採訪
8. 11：20 散會

七、影片無字幕版將於記者會結束後，連同新聞稿及當日採訪相片一併提供給電視媒體、平面媒體使用。

　　以上的流程猛然一看似乎非常完善，全程皆有督導副院長、各級主管審查與監督，理論上不應該發生固定記者會之新聞稿無法符合四個要件產生無法召開記者會之情形。但是問題會發生，必定是有未能銜接或漏洞在其中，再仔細檢視流程與發生前因後果，我們可以發現「時間軸線」產生二個漏洞問題，首先新聞稿初稿完成，我們無法確定其撰寫過程的時間，是二個月或是三天？依據問題點我們展開訪問兩類醫師，訪問無法通過新聞稿審核的醫師大部分認為自己是被輪流指派要召開記者會，因此沒有太多的時間可以準備，通常只有一週的時間準備，扣除看診、查房、手術後根本沒有時間處理，因此要通過審查真的是太困難了，特別是要有數據支持及期刊或論文佐證，最後就無法通過院部審查無法召開記者會。

相反情況，訪問有達到特色亮點新聞的醫師，所得到的答覆則是有的準備時間長達二年，不然至少也有三個月以上，而有準備的醫師團隊基本上可分為三種類型：

　　一、尖端技術型——此類的醫師通常會花費多年時間開發研究創新醫療技術，例如神經外科楊孟寅醫師所發展的「AR智慧眼鏡脊椎側彎手術」是全國第一例運用AR眼鏡結合導航科技進行的手術，結合產業界共同開發不僅研發時間長，準備過程中公關組必須配合手術時間進行拍攝以利後續進行衛教宣導影片製作，再配合病人復原可以現身說法時間，整個籌備時間自然相當長，因此醫療單位與公關組之間可以充分討論如何呈現，當記者會推出此項技術獲得廣大的迴響。

　　第二類為特色醫療型——用心觀察紀錄急、重、難、罕的特殊疾病治療過程，例如兒童血液腫瘤科黃芳亮所推出的「兒童橫紋肌肉瘤治療——小凱的故事」記者會，從病人發病追蹤治療過程，由兒醫科發現腫瘤到耳鼻喉確診再經過血液腫瘤科與放射腫瘤科進行化療及電療，最後再經耳鼻喉科醫師確認腫瘤完全消失預後情況良好，透過詳實紀錄多科醫療團隊治療方法全程一年多，當一切就緒時，黃醫師在記者會前二個月就開始約個案是否願意出席記者會，讓更多民眾可以知道如何注意橫紋肌肉瘤的徵兆，以免延誤就醫。當個案同意時，黃醫師同時約病人回診時通知公關組配合拍攝衛教宣導

影片，減少病人回院拍攝的麻煩。由於籌備時間充裕，過程中可以將團隊成員包括黃芳亮醫師、梁凱莉醫師、游惟強醫師一一錄製影像，連同手術及放射線治療過程皆在醫師指導下拍攝完成，讓民眾及記者在第一時間看過宣導衛教影片留下深刻印象與正確衛教訊息。

第三種類型是顧客價值型——籌劃記者會新聞主題的醫師，掌握拿捏其手上的病人治療時間，提前事先安排病人接受治療或看診，避開與記者會當日衝突，以顧客價值為優先避免影響其治療效果。例如李宇璇醫師其記者會之主題是「甲狀腺癌免開刀之新選擇」，她甲狀腺治療手術正巧是星期四，再加上她手上安排病人手術名單已經排滿近二個月，因此她必須提早作業，一方面準備記者會新聞稿內容，一方面安排將記者會當天的病人陸陸續續提前治療，以避免病人內心不佳的治療體驗觀感。

無法掌控醫師團隊撰寫新聞稿時間是「時間軸線」上的第一個漏洞，也是不可控的漏洞，因為依據現行的流程我們確實無法管控主導新聞稿撰寫醫師何時開始準備，這也導致第二個流程時間軸漏洞產生。什麼是第二個時間軸漏洞？一個月前承辦醫療部科要將新聞稿連同單位自主檢查表送至公關組校稿修稿。理論上一個月的時間是足夠完成整個流程，第一週公關組審查修稿校稿連同退回承辦部科修正，第二週上呈院部長官修改，第三週依據奉核後之新聞稿製作衛教宣導影片及簡報資

料，第四週部科主管及院部長官審閱修改影片及簡報，並於週四召開記者會。如果送審之新聞稿是提前在部科已經確實做足功課的新聞稿，一個月前送達公關組開始啟動流程確實是沒有問題，但是如果新聞稿是醫療部科臨時趕製的作品，就會產生一個現象，因為無法符合規定標準，最後導致無法召開記者會，就如同2022年之情況有多場記者會最後只能發佈新聞稿收場，事實上是一種成果的浪費，或許事前多一分準備，就可以產生不一樣的結果。

要如何改變呢？第二個流程時間軸的問題比較好解決，因為將時間提前為二個月前送交公關組啟動新聞稿審查流程，即可形成被動式壓力模式，提早壓迫醫療部科單位開始啟動籌備新聞稿撰寫流程，或許會解決因為準備不及產生無法通過審查的窘境。但是這只是「或許」，因為論文發表期刊佐證，有時並非部科主管臨時指定某位醫師負責某一場記者會就能產出合格的要件。因此要徹底根本解決問題，必須將動機由被動轉化為主動。流程只是規範「人」的一種工具與標準，如何要讓「心」主動配合流程，好的流程設計顯然格外重要，讓人願意啟動自發性動機。

基於院長的一個問題及一個要求，透過因果脈絡思考，重新檢視原有的流程，要解決「請說明為何固定記者會場次會下降之原因？」「請增加尖端、精準、再生醫療、高點數論文及國外會議報告之記者會場次」，

必須配合台中榮總發展策略佈局及資源整合進行流程改革，因此制定2023年媒體新聞精進作爲建議報告，提供中榮院部參考如下：

2023年媒體新聞精進作為建議報告

　　每次院長的提問，總是讓我驚奇與佩服，精準診斷問題、務實看待問題，讓我可以進行思考問題深度層面提升本身工作能力。這次問題看似不難處理，但是其深層意義是另一個思考層次，其代表之意義不是戰術層級而是戰略層級，不僅要建置完整媒體行銷規劃制度，讓全體同仁共同執行，更要讓行銷策略可以配合醫院策略佈局，建構完整資源整合企業價值鏈活動。

　　「請安排2023年特色醫療記者會，增加再生醫療、精準醫療、尖端醫療、高點數論文及會議（國外）報告各項記者會場次」這是院長的提問指導，看起來似乎是從2022年新聞媒體年終報告中檢討公關組要注意安排年度新聞主題之特色，但是從不同角度思考可以發現隱藏院長策略佈局細微端倪，醫院媒體行銷策略需要提升層級，媒體行銷規劃是否有達到短期年度整體計畫，讓各項產品特色亮點配合醫院策略進行行銷，讓台中榮總品牌國際化是否深植人心。

新聞媒體行銷與資源整合論

　　醫院進行策略佈局必須思考外部環境情況與內部資源條件，才能達到最佳的競爭力。因為企業資源是有限性，無論是在有形資產、無形資產、人力資源與經營能

力等各方面資源運用分配都必須斤斤計較，以最小的投資獲得最大企業利益。新聞媒體行銷事實上是醫院綜合實力的展現，是將醫院各項醫療發展項目與成果，透過新聞媒體管道，提供消費者「知」與「體驗」的權利，進而提升醫院品牌形象與實質競爭力。新聞媒體行銷是醫院資源整合策略的一環，同時也受限於資源稀少性的限制，因此如何將錢花刀口上，是一門重要的議題！

中榮媒體行銷2022年學習心得

策略佈局：

　　院長到任以來，以顧客價值為優先投入大量心力與資源，整合實體環境與顧客流程，建構23個特色中心（持續發展中），提升病人感受最深的整合性服務與回應性效能，完成台中榮總重返榮耀之紀錄。其中在細胞治療暨再生醫學中心及遠距照護中心（含戰情營運中心）的策略佈局令競爭對手撲朔迷離無法模仿。從價值鏈活動系統分別說明，院長一方面規劃細胞治療暨再生醫學中心成立，由李冠德主任領軍於2022年2月開始規劃，由無到有建立實驗室，並於10月22日成立細胞治療暨再生醫療中心，發展過程中以最短時間取得合格細胞處理實驗室，是國內少數可執行CAR-T治療的醫院。此一產品在國內方興未艾，一旦預後成效良好，中榮不但可以搶占市場占有率，其廣大的市場也會帶給此產品

高度的成長率。另一方面於2022年6月啟動媒體行銷作為，制定「2022年臺中榮民總醫院癌症治療團隊特色亮點行銷規劃」；另外2022年8月30日至9月27日期間，邀請所有癌症治療相關團隊，分別至院部會議報告其執行過程、醫療特色、執行成效及未來發展；並且於9月23日中榮擴大院務會議院長於總結時一段談話表示：「希望所有主管要宣導本院發展中的細胞治療與再生醫療，這是未來醫療的趨勢，不僅各種治療團隊要研究發展，更要鼓勵年輕醫師要能認識這個趨勢」。綜觀上述不相關四件事情，在企業價值鏈活動進行資源整合形成完整策略佈局效應，以媒體行銷模式建構品牌形象。因此，建議2023年配合院長醫院發展策略佈局軸線，應用此一模式達到最佳行銷效益。

流程盤點：

　　2022年每場記者會事先的審查依據院長指導的流程「個案引導」、「團隊合作」、「數據支持」、「期刊佐證」逐漸深植準備召開記者會的團隊，團隊不僅會研議醫療主題是否有足夠的研究數據支持臨床實證醫學、是否經的起期刊審查具備醫學貢獻，這些準備需要醫療團隊不斷檢視盤點醫療服務過程是否妥善及缺失改進之處，讓每一次的媒體行銷所呈現的成果不僅是最好的一面，也是最真實的一面。而每一次的媒體行銷並不是檢視媒體露出則數績效，而是醫院整體綜合服務實力展

現，達到全面行銷效果。

亮點激發：

　　每一場記者會召開前應要有充分與醫療團隊進行討論溝通，因為醫療團隊撰寫的新聞稿內容用詞太過艱深，可能無法吸引媒體，卽使新聞露出也無法令觀眾讀者理解，公關組可以代表民眾立場與醫療團隊討論，找出可以吸引民眾的亮點角度，導引民眾深入淺出產生對醫療主題興趣，達到本院行銷目的。以今年1月份及7月份新陳代謝科及一般外科分別推出以治療甲狀腺癌之主題，在消費者眼中並非內科與外科之爭，消費者想要知道的是什麼時間點、什麼狀況應該採用內科針刺電燒或是以外科精準切除對病人最有效！如果醫院能將這些團隊（新陳代謝科、一般外科、耳鼻喉頭頸部）再加上影像醫學團隊及智慧醫療團隊，一起共同研究，依照院長指導的流程（團隊合作、數據支持、論文佐證），進行組合式醫療創新，或許不久卽可建構一套台中榮總對甲狀腺癌的特有治療模式，創造產品生命週期第二成長週期，不僅再添行銷亮點及醫院品牌加值，更帶來醫院利潤與永續發展效應。

建議規劃作爲

步驟一

　　由公關組制定「科級記者會google表單」，內容包括記者會日期、發表主題、主責醫師、類別歸屬等欄位，貼至一二級主管群組，由各科主任與科內同仁共同確認記者會主題及類別歸屬，並說明新聞稿內容應具備「個案引導」、「團隊合作」、「數據支持」、「期刊佐證」構面撰寫，研議執行研究進度與目標。（科級單位完成時效7天，未能完成者由部級主管協助輔導）

步驟二

　　公關組彙整科級單位資料，制定「部級記者會google表單」，內容包括已塡寫科級google表單內容，增加部主任修改「發表主題」、「類別歸屬」欄位，由部級召集科主任討論主題及類別歸屬是否符合醫院發展策略方向及時效性，進行修正。（部級完成修正時效4天，未能完成者由業管副院長指導）

步驟三

　　由公關組依據各自業管副院長管轄，彙整部科級資料呈請副院長審核是否符合醫院發展計劃方向，有疑義之主題再與部主任及各委員會（尖端、精準、再生、智慧）討論修正。

步驟四

　　由公關組彙整資料統計全院尖端醫療、精準醫療、再生醫療、智慧醫療、特色醫療、癌症醫療、學術亮點（含高點數論文及會議報告）等七類分佈比例，提報院長及院部長官進行指導與修正，奉院長核可後發布全院按計劃施行。

　　上述建議規劃作為奉院長核可後，立即開始試行，如成效良好，往後每年度11月開始進行計畫作業，以利隔年依計畫辦理。

建議評核構面

　　有鑒於資源基礎論所提之資源稀少性，行銷推廣策略又是整體企業競爭力之展現，如何將有限資源投資效益較大化，是經營管理者最重要的決策之一，資源分配比例關係企業永續經營與發展。在此建議依據BCG理論（波斯頓矩陣）推演出四大構面作為台中榮總經營決策層與高階主管年度媒體行銷資源分配之評核標準。分別為：

一、醫院策略佈局軸線：

　　經營決策層針對外部環境變化及醫院內部資源整合（有形資產、無形資產、人力資源及經營能力）制定醫院短中長期策略發展計劃，又因行銷作為是醫院核心能

耐產品與競爭力之綜合表現，如何將資源投入媒體行銷之策略制定與規劃，就是非常重要的決策。所以經營決策者依據策略佈局軸線各項發展計畫，事前排定媒體行銷資源運用，以利產品／服務提高市場占有率及品牌形象，永續中榮立足台灣引領世界。

二、關注產品發展潛力：

　　BCG矩陣中的問題兒童係指企業產品／服務其相對市場占有率低，但具備高市場成長率。對於新興或創新產品服務如何投入適當資源，讓其可以茁壯發展成為明星產品／服務，再成為企業的金牛產品，為企業帶來最大利益。例如：目前醫院發展的細胞治療與再生醫療、遠距照護中心等等項目，其中需要突破組織慣性羈絆（資源僵固性—資金投入及慣例僵固性—流程變革），2022年在院長指導下媒體行銷皆能適時配合上述產品項目進行推廣，從中我學習到院長如何突破組織慣性進行策略佈局，將醫院無形資產（密集癌症治療記者會）有形資產（細胞實驗室建立、資金投入等）及人力資源（醫師投入研究）結合，讓媒體行銷效果達到最好效益，因此關注產品發展潛力是增加醫院核心能力發展與行銷策略重要的評核準則。

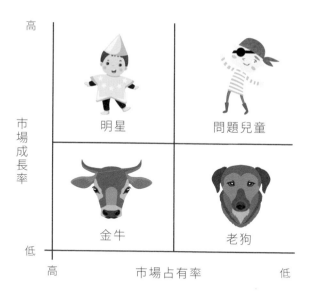

高
市場成長率
低

高　　　　市場占有率　　　　低

明星　　　　問題兒童

金牛　　　　老狗

三、產品生命週期延續：

在中榮有許多產品服務是金牛等級產品（相對市場占有率高，市場成長率低），屬於產品生命週期成熟期階段，對企業利潤貢獻度大。但是為避免衰退，影響企業營收，有三個方式處理：第一可以適當投入資源行銷推廣產品，第二是進行流程改善精進產品品質及降低生產成本。但是最好的方式是進行產品創新，重塑產品生命週期成長期，永續企業經營。例如：骨科部在台中榮總是屬金牛產品部門，膝關節置換術是骨科部重要產品服務之一，為提升品質結合虛實整合系統，導入機器手臂進行精準、尖端醫療變革，重塑產品生命週期導入期階段，因此需要媒體行銷推廣，讓產品可以順利進入成

長期，搶占市場占有率。在台中榮總許多產品正透過結合虛實整合系統應用，發展組合式醫療創新，而這些創新產品要能延續既有產品生命週期，就需要投入行銷資源，強化台中榮總品牌知名度。

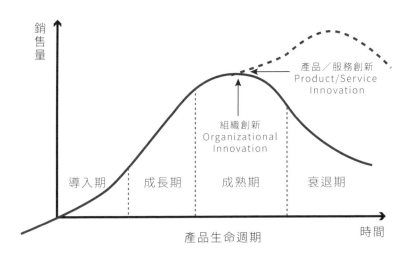

四、財務績效資源評估：

產品可能因為外部市場競爭對手或外部環境改變導致市場占有率下降或銷售量降低，在一定品牌知名度下如何維持產品銷售量，投入適當行銷資源喚醒消費者內心印象是可行方案。透過財務報表分析衡量單位產品績效，決策者可以評估對於特定績效下降產品，給予行銷推廣資源。

綜合以上分析，2023年醫院新聞媒體精進作法與行銷策略應配合醫院總策略辦理，因此變革當務之急首

先建議先完成各單位制定記者會主題，規劃單位執行方向與實務作法，經公關組彙整資料後，由院部及一級主管檢視是否符合醫院策略方向發展軸線，進行溝通調整新聞主題方向與先後順序，完成2023年媒體行銷計劃，期間視醫院策略調整適時機動彈性調整。為求醫院資源整合策略與層級有效溝通，上下一心共同達到最大效應，可靈活運用「由下而上」和「由上而下」模式：「應該要做的事（方針）用「由上而下」來決定，而執行方法（做法）則「由下而上」做起」，確保企業價值鏈活動環環相扣，達成醫院最大利益。

整體流程與個體流程之關聯性

原有的台中榮總媒體行銷流程，在2023年1月份完成由下而上自主填寫的「2023年記者會主題科級單位google表單」，並經由一級主管自行檢視內容是否符合醫院發展策略，給予科級單位意見與指導，並重新修正主題。彙整後分別由三位督導副院長依據其實際管轄範圍進行意見審核，例如傅雲慶副院長就給予意見要求彙整2022年度全院IF≧10或排名前10%之期刊發表論文，討論其召開記者會之可行性。最後彙整三位副院長之意見簽奉院長做最後的檢視年度媒體新聞行銷計劃是否與醫院策略佈局與資源運用符合，達到醫院最大競爭力之綜效。

此次流程變革獲得的好處是改善原本流程時間軸上第一的漏洞，原本不可控的「醫師何時啟動新聞稿準備程序」，一律被動於年初開始啟動，每一個醫療部科皆被要求於一週內完成記者會主題填寫，因此每一位主管開始會要求檢討自己部科目前所執行的醫療作業，有哪些是符合記者會要件，因為提早啟動作業，會減少醫師們因為平時忙於看診、檢查、查房、手術等等醫療業務而忘記規劃自己記者會的準備工作。更重要的是讓醫護技術人員重拾醫療救人初心，新聞稿四個要件中，團隊合作、數據支持、專家佐證不就是用科學的方法紀錄每一個醫療過程，讓醫療不斷的進步，對病人有更好的服務，台中榮總媒體行銷策略只不過是讓醫護技術人員別被日常工作壓力忘記當初學醫的熱情。

112年記者會發表主題分類表

類別歸屬	場次
再生醫療	2
尖端醫療	6
其他：	1
特色醫療	23
智慧醫療	4
精準醫療	9
學術亮點	3
癌症醫療	4
總和	52

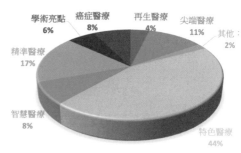

學術亮點 6%　癌症醫療 8%　再生醫療 4%　尖端醫療 11%　其他： 2%　精準醫療 17%　智慧醫療 8%　特色醫療 44%

產品：以病人為中心的服務產品

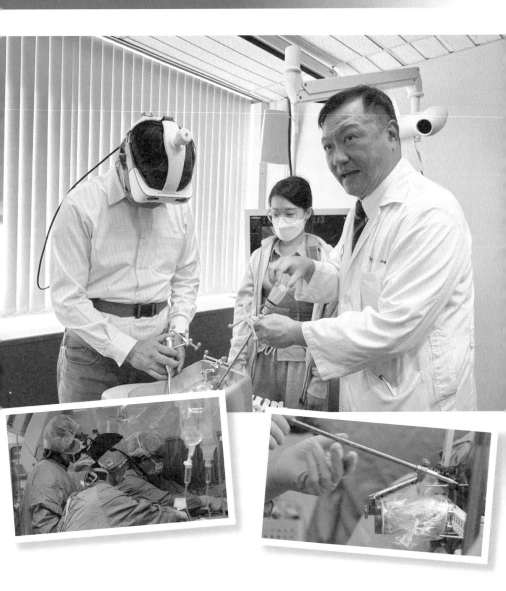

滿足以病人爲中心的產品價值

　　醫療產業的目的是帶給病人及家屬具有意義及尊嚴生命的醫療價值。台中榮總產品在媒體行銷策略上，其所代表的意義爲何？將顧客醫療價值精準傳遞給有需求的顧客，滿足顧客已知或未知的需求。不僅讓消費者有醫療資訊「知」的權利，在實體場域上更要讓民衆體驗「精準醫療」的服務。何謂「精準醫療」係指在醫療服務的過程與產品，沒有任何浪費、沒有錯誤、沒有意外，以病人爲中心的完整醫療服務與品質。將每一個病人在接受診斷治療的設施設備、人員、流程，運用虛實整合系統將實體世界人、事、時、地、物透過感應器，卽時將資訊傳送至映射對應的虛擬世界，經過演算法及電腦高速運算出最佳處理模式，並由系統逕行控制指揮實體世界運作，提供最精準適當的醫療服務。

　　透過馬斯洛理論我們可以了解到病人最終的需求是將疾病治好，維持身體健康，延續生命實現自我人生。但是對於癌末或無法治癒疾病的病人，如何維護其人生道路最後的尊嚴又是醫療產品尋求的另一項價值。因此對於不同的病人，皆有不同對應的價值，如何研發產品或改善流程讓滿足不同病人是醫療人員另一項挑戰，不斷地突破醫療現況讓病人獲得治癒希望或體面尊嚴，是台中榮總全體員工的目標之一，此一學習型組織特徵，正是台中榮總進步動力與提升競爭力的核心價值。

醫療服務產品生命週期如何延續？

　　產品生命週期具備導入期、成長期、成熟期與衰退期等四個階段，並且隨著不同技術、經濟、環境、法律、人文社會、教育水準的國家，產品生命週期發生時間點與發生期間長短也隨之不同，在醫療服務產品生命週期尤為顯著。舉例而言：左心室軸行幫浦（Impellea）是一種高階的導管手術，對於心臟血管堵塞嚴重的病人，具有良好保持心臟血流功能，防止病人術中休克。此種手術不僅醫師手術技術要非常高超，手術室的設施設備也要齊全，另外手術的費用也相當昂貴，在台灣於2022年底台大進行台灣第一例手術個案，台中榮總於2023年初也進行台灣第一例連續使用葉克膜＋Impellea救回瀕臨死亡病人的案例（圖16）「心臟新救星」（請參考QR-Code8影片連結），但是相對於其他開發中國家就會因為經濟環境、醫療環境而無法進行相同的手術，需要等待學習與時間才能進行此類手術，如同此一手術應用美國FDA於2018年同意批核後，台灣於2022年方進行第一例也是相同道理。

QR code8

　　醫療產品生命週期的延續是在成熟期階段就開始投入研究，讓產品生命週期可以在原先生命週期曲線基礎點上（圖17），再延展銷售量另一高峰，此創新途徑需投入新的元素概念或流程改善方能達成。就台中榮總從

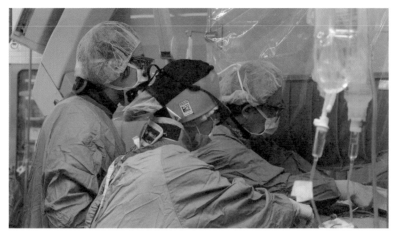
圖16：葉克膜＋Impellea手術場景

2020至2023年投入研究的概念構面分別有尖端醫療（新科技導入）、精準醫療（自主研發虛實整合應用）、智慧醫療（大數據應用）、癌症醫療（重組式團隊合作創新）、細胞與再生醫療（策略聯盟）、特色醫療（防禦性創新、企業社會責任義診磁控膠囊）、學術亮點（創新療法貼片疫苗——預防小黑蚊叮咬過敏）等七項。此七項分界並不容易，無法完全區分，因為在其中任何一項醫療研究發展，往往都綜合各種新技術進行組合研究發展，也就是組合式創新。例如醫療技術運用虛實整合系統進行創新，達到醫療病人疾病恢復健康的目的，它不僅可以稱為智慧醫療也可稱之為尖端醫療，而此技術也可能較以往醫療技術更精準，稱其為精準醫療也不為過，在台中榮總是由研發團隊自行分辨其屬性比例多寡而進行歸類，以利行銷的公關組便於統計年度記者會分

類資料,當然在其分類時也同時歸屬各委員會管制,例如:尖端醫療發展委員會、智慧醫療發展委員會等等。所以下列之分享案例歸屬,是為加強讀者對台中榮總醫療產品服務發展的認知及各團隊通力合作了解,在屬性分類則無強制性。

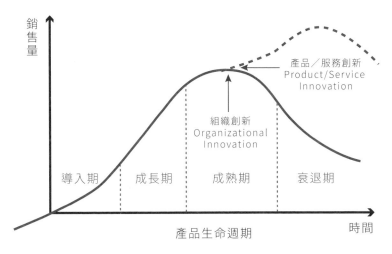

圖18:產品生命週期創新路徑圖

　　尖端醫療:醫療團隊引進國外最新醫療技術,產生醫療產品生命週期再一次的週期延長,由成熟期再度形成產品另一次的生命週期創新導入期,是否能夠滿足病人的體驗需求則需要時間驗證。以台中榮總骨科部手術矯正脊椎側彎在過去一直是民眾所信賴的優質品牌,隨著虛實整合時代的來臨,在國外開始研究機器手臂協助醫師進行更精準零意外零缺失的尖端技術,不只是大家耳熟能詳的達文西機器手臂,在手術難度極高的脊椎側

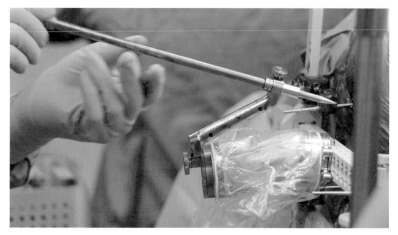

圖19：雷納生機器手臂手術畫面

彎矯正，「雷納生機器手臂」（圖19）也隨之誕生。

在以往脊椎側彎手術需憑藉醫師要有極佳的經驗與技術，也必須透過X光、電腦斷層及導航設備隨時定位監控手術過程，因此風險度隨著人員而有不同。反之，雷納生機器手臂於手術前拍攝二張X光片輸入機器，藉由系統演算法找出螺絲釘鎖定體內脊椎的位置與角度，經由系統控制機器手臂於病人體外確認位置後，醫師以微創手術方式在機器手臂之控制下，進行鏍絲釘置入及鎖緊的動作，最後完成脊椎側彎矯正。全程在醫師醫療計畫與機器手臂系統的控制下，進行精準標準無誤差的手術（請參考QR-Code9影片連結）。導入新技術是延伸產品生命週期其中一種模式。

QR code9

精準醫療：在虛實整合系統潮流驅動下，帶動各產業新的一波創新浪潮，啟動精準服務產品時代。在醫療產業也不例外，以台中榮總神經醫學中心為例，針對脊椎側彎的病人又有不一樣的想法，他們想走自己的路，他們發現虛實整合系統應用，可以實踐精準醫療創新夢想。沈炯祺醫師、楊孟寅醫師等人與骨王公司進行合作研發，2022年10月17日進行了全台首例利用擴增實境（Augmented Reality, AR）眼鏡搭配術中導航技術的脊椎側彎矯正手術（圖20）。

　　該患者為27歲患有58度脊椎側彎的女性，手術中在複合式手術室內先進行3D掃描獲得即時的脊椎影像，再搭配擴增實境眼鏡及術中導航系統，使脊椎側彎的3D影像能立即投射在病患身上，呈現在醫師眼前，讓醫師仿彿擁有一雙透視眼一般，在手術中能有效避開危險區域，減低手術併發症，大幅地提昇手術的安全性，於此同時，也取代了傳統的術前取得影像，手術中耗費時間做影像的註冊及定位的步驟，大度幅度縮短手術時間。

　　AR眼鏡搭配導航系統的技術，主要分為手術中掃描、手術中計畫、3D定位、AR眼鏡穿戴與即時追蹤顯示。病患在麻醉後，開始手術前，利用複合式手術室中的影像設備獲得即時的3D影像資料後，在短短約4秒的時間將影像資料載入系統內，就能把病患的脊椎影像跟導航資料利用擴增實境的技術直接投射在病患的身體上。整個事前準備過程花費約10分鐘，搭配AR智慧型手

術眼鏡，卽可立卽進行安全且直觀的各式脊椎手術。台
中榮總神經外科組成專家醫療團隊，與骨王公司執行多
次的模擬測試使團隊人員熟悉操作流程，並於本次手術
實際導入應用於長節脊椎側彎矯正手術
中，由於事前充分反覆的模擬測試，卽
使第一次手術就是需植入多達24根鋼釘
的脊椎側彎矯正，仍表現出極高的準確
度與治療效果，爲病患帶來更高的安全
性。（請參考QR-Code10影片連結）

QR code10

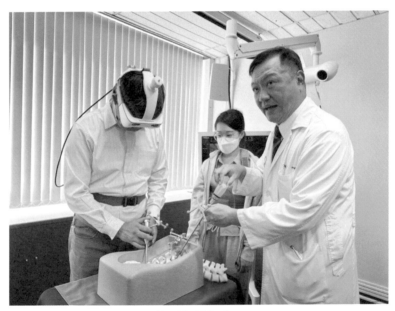

圖20：運用AR眼鏡進行脊椎手術模擬畫面

　　智慧醫療（大數據應用）：AI人工智慧風潮再現，
此一運用潮流也湧向醫療業界，台中榮民總醫院也有許

多醫療部科進行相關的研究，企圖達到更精準更便利的醫療服務，其中有一項人工智慧演算法其成就非凡，不僅節省大量醫療資源成本的浪費，且能快速精準提供醫師正確診斷與治療。「透過人工智慧演算法，計算人體胰島素阻抗數值」，在過去需自費抽血特別檢驗才能得到胰島素阻抗數值，以利醫師提早進行治療防止病人罹患糖尿病。但是今天台中榮總研發出運用九個簡單數據〔年齡、性別、種族、身體質量指數（Body Mass Index, BMI）、空腹血糖、糖化血色素、三酸甘油酯、總膽固醇與高密度膽固醇〕能精準算出「胰島素阻抗」數值，而這九個數據在台灣每一家醫院幾乎都具備或要取得並不困難，無需增加成本花費，所以只需導入中榮此一演算法，就可簡便快速提供醫師參考診斷。

　　臺中榮總新陳代謝科主治醫師李佳霖（臺中榮總智慧資料探勘研究室）與腎臟科主治醫師蔡尚峰（臺中榮總智慧醫療委會員副執行長）指出：糖尿病造成將近一半的洗腎病患以及嚴重的心血管疾病，民眾通常利用測血糖來篩檢是否有糖尿病，然而，血糖正常而未糖尿病前，代謝症候群（胰島素阻抗）就開始對器官造成影響。因此研發利用AI機器深度學習，在還沒有糖尿病前，就可以利用簡單易得的9項生理與檢驗數值，診斷是否有胰島素阻抗，以利醫師及早發現病人應生活改善控制因子，進而守護民眾健康。此本土第一個智慧演算法，可以幫助國人在尚未確診糖尿病前，即可早

期了解自己是否有胰島素阻抗。此研究發表在2023年四月世界頂尖的醫學期刊The Lancet（刺胳針）的子期刊「eClinicalMedicine」，影響分數（Impact Factor）17分。

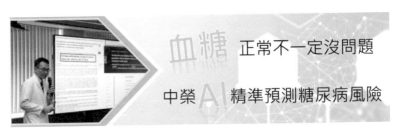

　　癌症醫療：癌症對於人類而言，即使醫療技術日新月異進步，目前在治療上仍舊有許多問題與困難。在台中榮總癌症治療上，目前已打破原有科別編制傳統，採行重組式團隊創新模式，以病人為中心，如同前一章提及的卵巢癌手術，是以醫師本身專精器官部位協同合作進行精準手術切除，不同以往婦產科醫師手術時一併切除卵巢及癌症擴散之其他器官部位，而是由婦產科醫師協同一般外科醫師（處理肝臟）、泌尿外科醫師（處理腎臟、膀胱等）、大腸直腸科醫師（處理腸道肛門）為病人進行精準手術以期獲得最佳預後效果。

　　細胞與再生醫療：細胞治療暨再生醫學中心是台中榮總新發展的事業單位，由李冠德主任領軍於2022年2月開始規劃，由無到有建立實驗室，並於10月22日成立細胞治療暨再生醫療中心，發展過程中以最短時間取得合格細胞處理實驗室，是全國少數CAT-T認證合格的醫

院之一，期間與諾華藥廠進行策略聯盟合作發展CAR-T臨床試驗。再生醫學方面擁有一項全球首創基因修飾間質幹細胞治療心血管疾病以及兩項全國首創臨床試驗：腦性麻痺細胞治療、濃縮單核細胞治療退化性關節炎，爲民眾提供更加多元及安全的治療選擇。

特色醫療：退化性關節炎是許多年長者生活上的痛，可能痛到無法上下樓梯，被迫住在一樓或從透天厝搬到公寓居住。看到朋友開心的退休旅遊也只能羨慕的點讚，想要緩解退化性關節炎的疼痛又怕吃太多止痛藥傷腎，只能摸摸自己腫脹的膝蓋生氣又無奈，若是要開刀又有許多擔憂。一位56歲林女士，體重偏重，從事看護工作，因爲工作需要常需久站及搬動病患，長期下來右腳內側膝蓋腫脹疼痛，無法屈伸，嚴重影響看護工作，每當疼痛時需服用止痛藥緩解方能工作，但勞動後疼痛感又會加重，經醫師診斷評估爲退化程度4級，已達開刀標準，但是迫於生活經濟需求壓力故無法選擇開刀休養。期間林女士也嘗試過自體血小板增生治療、玻尿酸等方式治療，因緩解有限，疼痛對於需要工作的她依舊困擾。後來得知台中榮總傳統醫學部團隊引進奧運國手治療使用的國際最新雷射針灸治療儀，可以偵測退化性關節炎的經絡虛損，針對性給予多頻率經絡雷射治療，有效減輕明顯的紅熱腫脹，對疼痛及生活品質更有極佳的療效。

學術亮點：藉由醫療研究量能及學術發表，將醫療

研究轉化日常生活化是產品生命週期創新的另一途徑。以台中榮總免疫風濕科陳怡行醫師對於人體過敏反應是其專長，有鑒於小黑蚊叮咬人體會因為過敏造成劇癢、發炎等症狀，因此於博士班時即便開始研究如何製造防止小黑蚊叮咬造成過敏反應的疫苗。

行銷產品定位分類

依據產品行銷8P行銷組合方式，筆者將產品分為三種「功能性產品」「情境式產品」「平台式產品」。以脊椎側彎矯正手術為例，在台灣許多大醫院皆可以完成一項技術，就功能上屬於相同的醫療產品，只不過是術式不同，大部分醫師使用傳統手術，也有些使用雷納生機器手臂進行手術，台中榮總研發的AR眼鏡虛實整合精準手術也是一種。三種術式對於民眾而言都是功能性產品，要讓病人願意使用需要醫院行銷推廣，無論是透過專業醫療人員說明或是使用者經驗分享的口碑行銷途徑獲得。

「情境式產品」將「功能性產品」增加人員、流程、設施設備結合個案故事、團隊合作、治療數據及專家評價，透過記者會新聞媒體傳播，讓民眾不僅知道治療的功能，也能知道治療醫師姓名而且可以透過影像深入了解治療術式過程，消費者可以整體融入治療情境，增加自我醫療認知與後續治療方式選擇。如同AR眼鏡

虛實整合精準手術影片，將全部情境呈現給民眾一目瞭然，可以讓自己有一定程度醫療認知與醫師進行討論，達到對病人最有利治療決策。

「平台式產品」是將台中榮總本身所有情境產品有系統放置於官網，且能透過Line@精準傳遞給有需要資訊的民眾，而且當決定選擇治療時，能一個按鍵就能辦理掛號就醫。除此之外，平台產品要有服務中心觀念，一是當有多項產品功能性相同，要有治療中心說明每一種治療方式的差異性，病人可以依據本身的需求選擇對自己最有利的治療，如同治療甲狀腺癌有三種手術（請參考QR-Code11影片連結）。

QR code11

另一種是當病人需要多科團隊治療時，只需要一個中心就能幫病人提供整合性服務，例如中榮婦女骨盆機能治療中心（請參考QR-Code12影片連結）就針對婦女提供解決難以啟齒的溫柔服務。

QR code12

台中榮總藉由檢視「功能性產品」行銷，逐漸運用「情境式產品」行銷模式吸引民眾關注自身醫療相關資訊，最後以「平台式產品」讓民眾一鍵就醫，有效達成醫病共享決策目的。

價格：以病人爲中心的定價服務

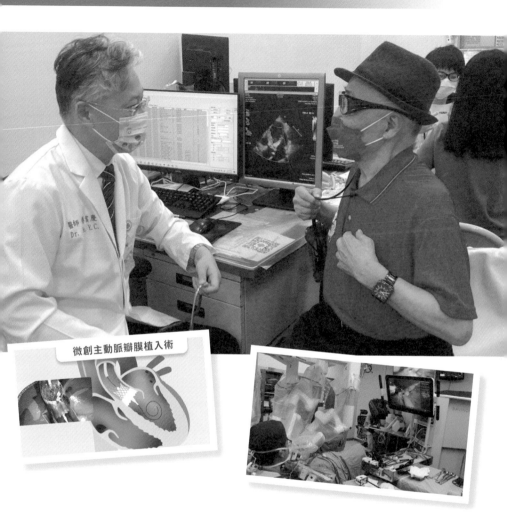

微創主動脈瓣膜植入術

滿足病人的需求價格

　　在台灣因為實施健康保險制度，就醫只需付掛號費及部分負擔，其餘負擔是由中央健康保險局付費，因此定價權則由中央健康保險局負責，台灣各級醫療院所（醫學中心、區域醫院、地區醫院、診所）則與其簽訂合約，執行醫療行為再向健保局領取費用。但是隨著醫療科技及技術水準不斷進步，許多醫療衛藥材、尖端技術及醫療設備並不在健康保險局給付範圍。由於生命無價，人面臨生命健康問題時，通常會採取健康優先，錢再賺就有的概念，此時若無良好的說明，病人通常會以醫師之意見為意見，進行治療，此時自費項目的價格，一般而言並非考量範圍第一優先。重點來了！病人是否接受完整的資訊，例如預後效果、成功機率等問題。你是否想過為何醫療糾紛會產生？為何醫病關係會緊張？當溝通說明不清楚時，病人及家屬其對醫療服務體驗旅程期待與實際體驗落差過大時，自然會產生上述問題與紛爭。因此溝通說明清楚對醫師及病人（含家屬）就非常重要，以神經外科楊孟寅醫師為例，他對於需要診斷確定需要手術的病人，不管多忙總是會一遍又一遍地向病人說明手術的方式，使用的衛耗材哪些是健保給付，哪些是自費項目，他們之間的術後差異性以及風險程度等等與病人病情相關的分析，但是在最後他一定會說一句話：「不管你做什麼選擇與決定，我都會盡全力為你

手術，請你放心。」

最難定價的醫療產業

　　對於台灣各家醫療院所健保給付是營運收入永續經營的命脈，隨著國人健保使用不良文化與習慣以及各家醫療院所高強度競爭之下，導致健保財政日益困難，連帶引發的總額給付模式，也就是餅就那麼大，當醫療院所醫療量能擴大超過這塊餅時，給付時就會依比例縮減給付。因此，有能力的醫療院所當然會發展不受健康保險限制的自費收入項目，提高本身財務經營自主能力。

　　醫療院所發展自費項目也並非容易，首先會遇到地方衛生主管機關——衛生局進行把關，成立委員會邀請學者專家一同審查並訂出價格範圍。當自費項目價格出爐後，各家醫療院所可以在價格範圍內再訂出本身的價格，並行銷給民眾知道此一資訊進行消費。所以如何行銷就格外重要，偏偏臺灣政府法規又規定醫療院所不可從事醫療廣告，這又是怎麼一回事？因此要發展自費項目就必須先將法律相關規定研究明白，要如何做才能讓民眾得到其所需要的醫療資訊，醫療院所本身又不違反法律規定。依據醫療法的相關規定：

　　「醫療法第9條　本法所稱醫療廣告，**係指利用傳播媒體或其他方法，宣傳醫療業務，以達招徠患者醫療為目的之行為。**」

「醫療法第61條　1.醫療機構，不得以中央主管機關公告禁止之不正當方法，招攬病人。2.醫療機構及其人員，不得利用業務上機會獲取不正當利益。」

「醫療法第85條

1.醫療廣告，其內容以下列事項為限：

一、醫療機構之名稱、開業執照字號、地址、電話及交通路線。

二、醫師之姓名、性別、學歷、經歷及其醫師、專科醫師證書字號。

三、全民健康保險及其他非商業性保險之特約醫院、診所字樣。

四、診療科別及診療時間。

五、開業、歇業、停業、復業、遷移及其年、月、日。

六、其他經中央主管機關公告容許登載或播放事項。

2.利用廣播、電視之醫療廣告，在前項內容範圍內，得以口語化方式為之。但應先經所在地直轄市或縣（市）主管機關核准。

3.醫療機構以網際網路提供之資訊，除有第一百零三條第二項各款所定情形外，不受第一項所定內容範圍之限制，其管理辦法由中央主管機關定之。

醫療法第86條　醫療廣告不得以下列方式為之：

一、假借他人名義為宣傳。

二、利用出售或贈與醫療刊物為宣傳。

三、以公開祖傳秘方或公開答問為宣傳。

四、摘錄醫學刊物內容為宣傳。

五、藉採訪或報導為宣傳。

六、與違反前條規定內容之廣告聯合或並排為宣傳。

七、以其他不正當方式為宣傳。

醫療法第87條

1. 廣告內容暗示或影射醫療業務者，視為醫療廣告。

2. **醫學新知或研究報告之發表、病人衛生教育、學術性刊物，未涉及招徠醫療業務者，不視為醫療廣告。**

　　從上述醫療法規中得知台灣醫療院所在任何時候幾乎都不可能進行醫療廣告業務，唯有在進行**醫學新知或研究報告之發表、病人衛生教育、學術性刊物，未涉及招徠醫療業務者，不視為醫療廣告。**所以台中榮民總醫院新聞稿撰寫四個要件「個案引導」「團隊合作」「數據支持」「專家佐證」就是以病人為中心站在民眾立場進行發表醫療新知與研究報告，也是一種情境式產品，而非僅是單一成功案例招徠醫療業務，台中榮總記者會自始至終就是要讓民眾有「知」的權利，讓醫師與病人

間具有平等資訊權，共創醫病共同決策的情境，讓病人找得到最符合他需求的治療模式及醫師。

事關生死時，價格彈性低

台灣因為有健保制度，看病便利物廉價美，但是隨著生活品質水準提升以及醫療科技進步，原有健保給付的物廉就不見得能滿足病人的期待，特別是面對生死關頭時，只要能力所及，昂貴的自費醫療價格，似乎對消費者購買決心無法產生太大的影響。因此常常聽到病人或家屬說一句「醫師拜託給最好的醫療，自費或價格貴都不是問題」，換言之醫院自費產品定價在合法範圍內，只要品質價值是購買者所認定，通常消費者不會因為價格因素而找尋替代品或要求減價，所以自費項目營收自然會成為醫院經營發展最佳藍海策略。既然價格趕不走品牌支持者，如何傳遞品牌價值黏著消費者，自然還是透過記者會行銷中榮「情境式產品」，增加消費者的忠誠度與黏著度，讓消費者自發性付費獲取其所需的醫療價值。

台中榮總行銷價格模式

或許你會覺得在無價格彈性的產品行銷，舉凡價格差異化、畸零定價法、錨定效應等定價策略豈不是無用

武之地？在中榮還是有價格策略可以運用，以提高自費項目收入，通常有兩種方式可以處理。

第一種情形是該產品本身已通過健康保險局審查有條件健保給付，撰寫新聞稿時，挑選合乎健保給付的個案宣導，其他有同樣疾病的病人獲得資訊後，自然會來詢問相關治療方法，伴隨詢問度高，尋求治療者自然也會升高，其中自然會包括許多不符合健保給付條件的病人，改採自費治療，避免憾事發生。例如傅雲慶副院長與劉尊睿醫師聯合召開的記者會「金氏世界紀錄九十九歲最年長羽球選手，進行導管心臟瓣膜置換術後重返球場」（圖21）當傅雲慶副院長於診察時發現老先生的心臟瓣膜退化嚴重，再不治療將會影響其生命安全，經過心臟血管中心團隊進行評估，符合使用導管心臟瓣膜置換手術之條件，故立即向健保局提出健保給付事前審查，通過審查之後，病人願意配合醫院召開記者會向民眾說明此一手術對老年人而言相對安全，藉由導管由鼠蹊部穿刺進入血管，將人工心臟主動脈瓣膜放置替換原先退化閉合不全的主動脈瓣膜，不會有開胸手術置換大傷口的預後風險。此次記者會文案內容從病人住院、手術過程到康復出院，回診檢查以及康復後老先生返回球場再度參加清晨杯羽球賽打球，由蔡英文總統親自開球。此一記者會因為極具報導性獲得許多媒體青睞，超過50則媒體露出，成功讓許多民眾得知此一新技術（掃一下QR code13，你會更了解此新技術）。同樣也有許

多病人雖然尚未嚴重到符合健保給付標準，但是仍然為自身生命健康著想，還是願意掏腰包自費進行手術。

QR code13

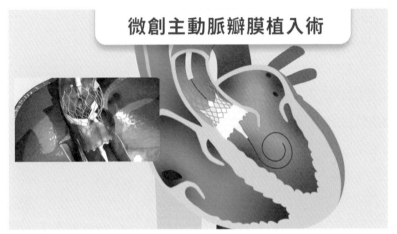

圖21：心臟微創主動脈瓣植入手術示意圖

　　第二種情形是新的術式尚未經過健保局審核通過成為健保給付項目，尚需自費時，我們透過記者會增加曝光度，說明對病人預後情形之科學數據，以利產生擴散效應，提高接受治療者人數。當健保局分析此一治療模式其預後成本效益大於原有治療模式，將會改變給付方式，讓原來需自費項目改成健保給付項目。原本該自費項目無降價空間，但是因為健保給付該項費用，形同變相降價，依據供需理論價格下降當然產生消費數量增加，所以醫院營收自然提高。

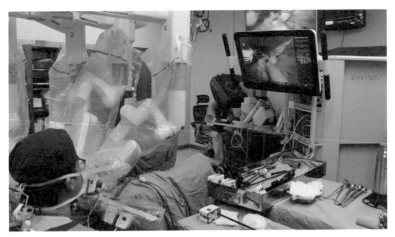

圖22：大腸直腸科達文西機器手臂手術畫面

　　以大腸直腸科達文西手術（圖22）為例，台中榮總於2021年10月為召開記者會宣導機器手臂手術的特色及預後效果，經過一年多醞釀發酵，在2023年3月中央健康保險署通過擴大達文西機械手臂手術費共19項，直腸機器手臂手術也是其中之一，不僅可為健保就醫民眾減輕醫療費用，及兼顧到醫療品質提升的福祉。此次機器手臂健保給付僅為手術費，醫療衛耗材部分還是由民眾自行負擔，但是相對較以往手術便宜，因此吸引許多民眾願意改採用機器手臂手術，等同醫院自費營收增加。由於醫療科技日新月異，健保署如何在有限的預算下選擇較有價值的新醫療科技納入健保給付，是一項重要課題，藉由記者會行銷新醫療技術，推動自費價格納入健保給付，相對形成價格下降，連帶造福病人，增加醫院

營收，因此也是價格行銷策略一環。
（掃一下QR code14，你會更了解此新
技術）

QR code14

　　隨著數位科技進步，還有一種情
況也正在醞釀中，「免錢的最貴」，
筆者認為數位人工智慧判讀檢測軟體，在落地實施後，
應採取免費定價策略。為何要如此做？以台中榮總與宏
碁智醫共同發展的人工骨質密度異常篩檢軟體——「智
骨篩」，在取得認證後開始進行營運商轉時，要如何做
會得到最佳的推廣效果？筆者建議由消費者剩餘角度切
入，因為此一軟體藉由胸部X光影像檢查，就可判讀病
人有無骨質疏鬆，可以有效達到預防醫學功能，台中榮
總如果採用免費定價策略，將可創造最大消費者剩餘效
果，當民眾知道台中榮總有此一免費快速服務，會吸引
大批有需求病人就醫，連帶開發新客群。當其他醫院發
現這套軟體系統有先行者優勢，為彌補缺口及自身短
板，勢必會引進相同產品，產生醫院間的軍備競賽效
果。如此一來，宏碁智醫產品自然可以銷售長紅。再從
預防醫學角度推論，當系統軟體有效篩選骨質疏鬆病
人，將可以早期發現早期治療，防止嚴重骨鬆造成骨折
及後續醫療行為，各位可以想像這不僅減輕病人受傷痛
苦，更可以有效減少健保給付支出，因此健保局可能依
據數據分析，願意讓此一篩檢費給予健保給付，以減少
後續醫療手術治療費用健保給付。（圖23）

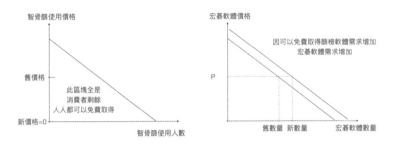

圖23：AI智慧醫材免費定價策略

　　讓病人得到免費福利產生消費者需求力量建構醫院
利基點，進而因為病人需求大增，產生醫院相互競爭現
象，進而各醫院向廠商採購系統軟體，最後因為科學數
據證據支持可以有效達到預防醫學效果減少後續醫療健
保支出，所以健保局願意給付費用，達到病人、中榮、
宏碁、醫療院所、健保局等五贏局面。

通路：產品如何流通傳遞價值

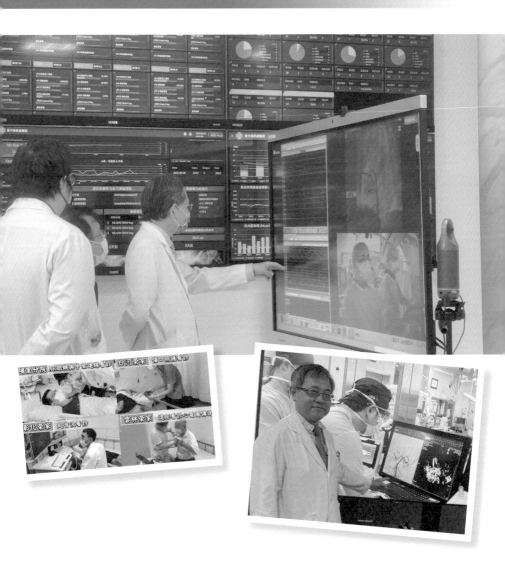

醫院通路知多少？

　　過去醫院行銷通路一般而言侷限於網路預約或電話掛號、提供免費交通接駁車等將醫院部分行政功能延伸給消費者方便民眾就診。目前網際通訊科技精進，台中榮總更是希望病人可以獲得更便利的就醫模式，因此不斷研究如何透過網路、手機，將醫院服務延伸至消費者隨手可得，是我們的目標。

一鍵式就醫

　　目前我們可以將醫院服務劃分兩大類，分別為行政功能服務及醫療功能服務，網路預約、免費交通接駁車服務等屬於行政功能。在目前人手一機時代，要掌握顧客消費者心理，用「優質」且「密集」行銷內容取得搜索引擎前置排序，讓消費者優先取得資訊與認同感，在感情達到滿點時立即面對一鍵點擊就可完成掛號手續，免其他任何資訊，試問有幾人可以不點擊呢？台中榮總經營的自媒體中榮「Line@」官網就具備「一鍵式就醫」功能，每一位病人或其家屬可以透過搜索引擎關鍵字或自台中榮總官網，找到自己所需的醫療新聞資訊查看內容或是由中榮自製醫療衛教影片學習所需醫療的實際作業與過程，因實際影像「做」給消費者看，加深自我腦海印象與邏輯性組合，再立即透過手機中榮

Line@官網，在深刻記憶時選擇需要的服務，例如「預約服務」「個人化服務」「官方連結」「客服中心」等選單。

　　假設今天某人因為觀賞心臟內科劉尊睿醫師所進行的主動脈瓣膜置換術的影片（詳如QRcode13），發現與自己本身的症狀或診斷相同，心中產生認同感，因此決定要找劉尊睿醫師看診尋求治療，於加入中榮Line@後，點選選單預約服務選項，填寫日期與科別，等跳出醫師姓名點選劉尊睿，即已完成預約掛號。這是通路延伸至消費者的即時服務。

QR code13

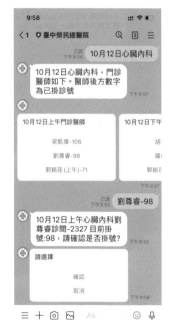
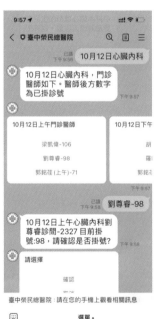

醫療功能通路延伸

　　過去醫院醫療功能受限於科技，要延伸至醫院以外進行醫療程序，通常是藉由居家訪視、長照機構訪視、社區醫療服務及企業勞工臨場服務等方式，讓家庭醫學科或職業醫學科醫師對於目標客群進行看診、成人健檢、四癌篩檢、藥事服務、周全性評估以及營養諮詢等，透過此一模式將醫院通路滲透至社區、長照機構、安養機構及企業工廠，發掘潛在顧客。

　　隨著科技進步，台中榮總於2022年8月26日成立遠距照護中心，建構5G通訊設備，憑藉5G通訊高速度、低延遲、多連結三大特性，讓醫院醫療應用能突破時空限制，廣泛接觸潛在市場。退輔會對於榮民的醫療照護有一個金字塔計畫，將榮民健康醫療依據疾病嚴重程度分別由國民榮譽之家保健組、各榮總分院及各榮民總醫院負責。此三級醫療制度完善分流病人就醫，輕症者由保健組醫師負責治療，再嚴重者送往臨近榮總分院，如台中榮總嘉義分院、灣橋分院、埔里分院就醫，更嚴重者則送往榮民總醫院治療。而因科技進步，台中榮總突破此一限制，將醫療通路延伸至榮家、長照據點以及榮總分院。（詳如QR Code影片：遠距照護中心）

　　對於榮家通路延伸，我們以圖片中彰化榮家為例，

一位榮民因腹痛向保健組家庭醫學科醫師求醫，醫師懷疑腹痛與肝臟有關聯，但因對超音波影像判讀不熟悉，因此啟動台中榮總遠距照護中心協助，由肝膽腸胃科楊勝舜主任遠端同步指揮保健組醫師操作超音波儀器並進行判讀，給予榮家醫師正確資訊，以利確診病情，進行適當治療，如需送醫院治療，可立即派救護車送往榮總接受治療，此一模式可達到「提早發現，提早治療」的效益，不僅維護病人健康且避免醫療資源浪費。

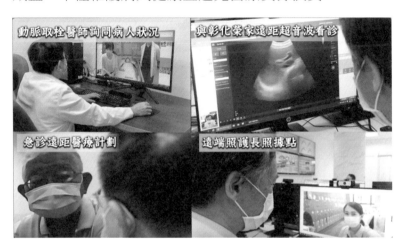

對於醫院通路延伸又有不同的意義，以圖片中為例，心臟內科醫師在嘉義市台中榮總分院，面對一位極為複雜心律不整的病人，進行電燒手術，他認為他需要另一位資深醫師的協助，他立即啟動遠距照護中心平台，請求遠在一百多公里外的陳適安院長協助。收到訊息的陳院長立即前往中榮遠距照護中心協助，他所面對的大螢幕，呈現出零時差的醫療影像及完整生理監測數

據，宛如親臨嘉義手術室，藉由他高超的技術與豐富的經驗，很快地發現病兆點，立即指揮謝育整醫師確認病兆點並給予電燒，瞬間不規則的心跳數據立即呈現正常現象，手術完美成功。

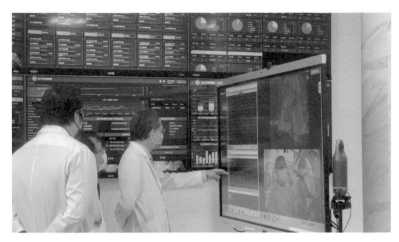

不僅如此，另一個故事發生在埔里，一位疑似腦中風的病人被家人急送到榮總埔里分院急診室，當天值班醫師正巧沒有神經醫學科醫師，因此立即啟動遠距照護中心平台，透過AR眼鏡同步視訊，由中榮神經醫學科醫師檢查病人瞳孔、生理狀態及影像資料後，發現病人病情嚴重，腦血管堵塞嚴重，進行溶栓治療恐無法達到醫療效果，若不及時進行機器取栓手術，恐會有嚴重後果，因此需要立即轉送台中榮總（詳如QR Code 影片：Discovery 後疫情時代台灣醫療）。其後送達台中榮總進行「一站式搶救腦中風」則是另一種通路延伸模式，將於下一段落說明。

上述兩種醫療通路延伸，皆是藉助網路通訊科技進步所發生之現象，換句話說，也就是醫院只要投入相關設施設備，進行人員訓練並給予流程改善，皆可達到該通路延伸模式，這是一種客觀主動式通路行銷，對於台中榮總而言，因最先大規模投入相關設施設備人員流程取得先行者優勢，相對其他醫院也可以模仿，提供相同服務進行通路拓展，因此對醫院來說是一種處於客觀環境且自身可以主動控管是否加入市場。因此稱之為「主動式通路」行銷模式。

一站式搶救腦中風

　　當救護車由埔里出發，一路狂奔與時間賽跑搶救人命，我們必須談論另一個重要救命環節，抵達台中榮總急診室時如何搶救病人。傳統治療模式是病人抵達急診室後，先在急診室完成腦部電腦斷層掃描後再送開刀房治療，共需二站，為了縮短時間，臺中榮總腦中風治療團隊比照國際上最新的腦中風評估流程，提出「一站式取栓」這個流程主要是病人經過急診初步緊急處置後，直接送往手術室，在手術台上直接進行電腦斷層掃描及血管攝影診斷後，隨即進行機械取栓手術。（詳如QR Code 影片：一站式搶救腦中風）

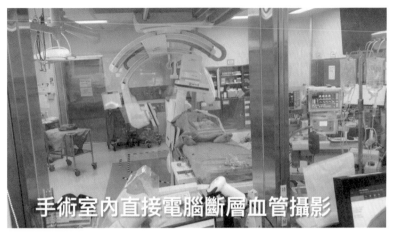

手術室內直接電腦斷層血管攝影

台中榮總複合式手術室血管攝影執行中

　　針對大血管阻塞引起的急性缺血性腦中風，目前黃金標準治療是取栓手術，關鍵是「從腦中風發作到成功打通阻塞血管」所需的時間越短越好，每延遲30分鐘，患者在手術後三個月恢復生活自主能力的機會就會減少10-15%。台中榮總自2022年9月起開始試辦一站式取栓，迄今共施作6人次，傳統式流程的平均到院至取栓時間為117分鐘，而一站式取栓僅需要49分鐘，平均節省68分鐘，可搶救更多腦細胞。

　　68分鐘對於生命及預後復原是無價珍貴，而這68分鐘僅是抵達醫院就可節省下來的黃金救命時間，這並不包含因送去無法治療醫院，經評估後表示他無法治療再轉到具有取栓能力醫院所耽誤的時間。因為許多醫院僅具備溶栓醫療能力，但並不具備機械取栓醫療能力，往往一進一出就錯過黃金治療時間。我們進行一個假

設，民眾皆已知一個狀態「台中榮總針對缺血性腦中風採取一站式取栓只要49分鐘」，當家人親屬有人腦中風時第一時間反應立卽送台中榮總救治，試想以中榮為中心點，救護車68分鐘疾駛飛奔的距離會有多遠？基本上遠在嘉義或新竹皆是有效救援範圍，與其考慮選擇就近醫院是否具備溶栓及取栓能力，打聽詢問之際，或許逕行送達中榮會有更好預後結果。因此，台中榮總將此一特色能力有效推廣行銷給民眾，在68分鐘以內路程救援範圍民眾遇到親友腦中風情況時，立卽將病人送往中榮醫療，就台中榮總而言此項通路屬於「被動式通路」模式，運用時間軸落差方式，讓民眾選擇往具有快速取栓程序的中榮就醫，中榮不用特別設置任何設備至民眾家中形成通路，只需精進縮短本身治療程序時間，形成民眾主動就醫，醫院被動接受的通路延伸。

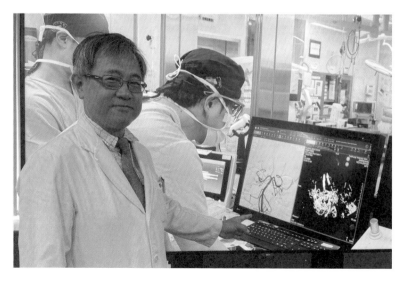

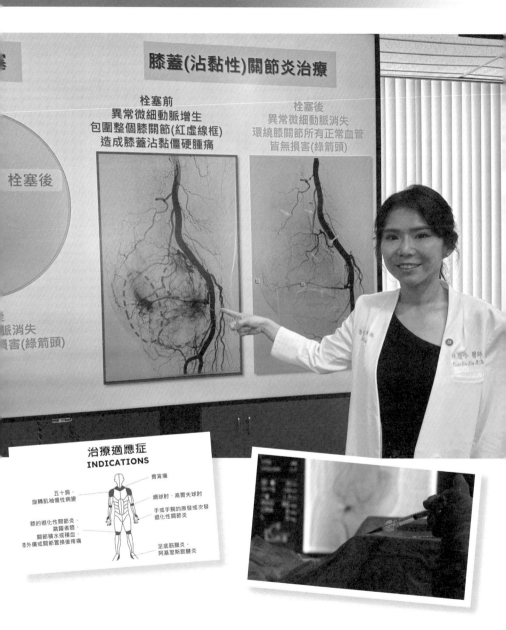

膝蓋(沾黏性)關節炎治療

栓塞前
異常微細動脈增生
包圍整個膝關節(紅虛線框)
造成膝蓋沾黏僵硬腫痛

栓塞後
異常微細動脈消失
環繞膝關節所有正常血管
皆無損害(綠箭頭)

栓塞後

脈消失
害(綠箭頭)

治療適應症
INDICATIONS

肩痠痛

五十肩、
旋轉肌袖慢性病變

網球肘、高爾夫球肘
手或手腕的原發或次發
退化性關節炎

膝的退化性關節炎、
跳躍者膝、
關節積水或積血、
意外傷或關節置換後疼痛

足底筋膜炎、
阿基里斯跟腱炎

媒體行銷種類知多少？

　　台灣醫療院所由產品供給行銷模式轉變為消費者體驗，除了因健保實施後，醫療院所供應端大幅增加，也因通訊技術、網際網路等科技進步，開始產生轉變。過去醫院行銷多以醫師本身醫術高明為病人口耳相傳的口碑行銷為主，也有許多醫院會出版醫訊刊物提供醫療衛教資訊給民眾參考，也是置入性行銷的一種，當然也可以透過付費廣告推廣知名度與品牌忠誠度。更重要的是隨著經濟水準與教育水準提升，民眾日益關注自我本身健康維護，因此對於健康資訊與醫療新知的取得途徑也日益增加，因此對於媒體醫療報導自然會特別關注。有鑒於此新聞媒體自然會尋求醫療院所提供相關資訊，以利滿足民眾「找」到的需求，但是由於受醫療法之限制，醫療院所僅能依據醫療法87-2規定「醫學新知或研究報告之發表、病人衛生教育、學術性刊物，未涉及招徠醫療業務者，不視為醫療廣告」發布新聞稿或召開記者會提供醫療資訊給媒體。

自媒體、賺媒體、付費媒體

　　醫訊刊物在網際網路及通訊科技尚未發達前，是醫療院所進行自我行銷推廣的良好方式，也是「自媒體」的前身，由醫院自行彙整醫療衛教新知，模仿平面新聞

媒體進行資訊傳播，例如中榮醫訊月刊，由中榮同仁自行經營投稿、編輯、付印、出刊發行，提供民眾免費索取閱讀。伴隨科技進步，「自媒體」的行銷管道也持續擴張，Facebook、Line@、Istragram等皆是有效的行銷工具軟體，並且因為第三方資訊涉及隱私權之問題，若要做好顧客關係管理（CRM）及精準行銷，透過這些自媒體經營所收集的第一方資訊，即可運用虛實整合系統，將實體世界實際需求及供給即時的資料傳送至虛擬世界藉由電腦高速演算，並主動制動實體世界進行精準服務。由此可見「自媒體」是未來企業媒體行銷的主要力量。

　　「賺媒體」此一名詞對一般民眾較為陌生，事實上它是台中榮總目前媒體行銷的主力，既然是媒體行銷為何麼要稱它為「賺媒體」。筆者任職公關一職時，因台中榮總並無編列廣告預算，因此並無法用費用購買電視台或平面媒體替台中榮總播報新聞資訊，以2020年當時中榮調查的媒體費用，全國性電視台一分半鐘至二分鐘的新聞製作報導需15萬至20萬（依據撥出時段不同價格也不同），聯合、自由、中時等報章媒體一則全國版需3-5萬元，在沒有廣告預算下，中榮必須憑藉撰寫優質醫療文案內容召開記者會，吸引新聞媒體報導，讓民眾獲得醫療衛教新知。因為沒有付費給媒體，所產生的媒體露出，等同台中榮總多賺的費用，所以我們稱之為「賺媒體」。為何說電視媒體、平面媒體及網路媒體是台中

榮總媒體行銷主力，因為目前是資訊爆炸時代，在眾多議題不易辨認真偽，特別在醫療衛教資訊上，台灣民眾較容易接受已經由專業媒體記者調查過再進行報導的新聞，因此台中榮總對於媒體行銷經營非常重視，所有資訊會優先提供給專業新聞媒體報導露出，然後再提供給中榮「自媒體」進行後續連結報導，以滿足目前民眾取得資訊的習慣與需求。

相對而言，若是為將目標產品行銷給民眾認識，但是苦無媒體進行報導，導致無法業務推展，因而付費給新聞媒體請他們報導，此一模式即是「付費媒體」行銷。其實媒體行銷發展至今，有時除了在「知識」到位面向優化文案內容，以利搜索引擎優化提升民眾「找」到機率外，也可付費給搜索引擎公司，提升其搜索引擎排序位，這也是另類「付費媒體」行銷，因為它讓民眾可以優先「找」到。

如虎添翼的「短影片」媒體行銷

2021年6月有一天陳適安院長與筆者談論，為何全國性電視台很少採訪台中榮總固定記者會，導致新聞露出不多呢？這是個好問題，過去我們的答案是「因為網路媒體興盛，導致電視媒體空間受到極大壓力，縮編精簡人力策略因應而生，中部地區更不會有醫藥線記者專跑醫院採訪新聞」。但筆者經歷半年進行醫院記者會文

案優化改革後，發現平面媒體及網路媒體新聞露出，確實因為新聞稿內容品質優化而增加，對於電視台究竟欠缺什麼要素呢？經分析後，發現第一理由是電視台新聞報稿需要「空景」畫面才能吸引觀眾，若僅是以記者會現場醫師簡報、個案說明及照片，讓採訪記者剪輯後播報新聞，除非內容具有精彩特色，通常很難吸引民眾關注，因此電視台基於機會成本，寧可將有限人力派往他處採訪新聞。其二，醫療衛教內容所含的技術成分很高，僅憑幾張成果相片及口頭說明，往往讓觀眾無法在腦海中組織治療過程畫面，得知實際治療方式，難以取得同理心。因此製作影片，還原治療動態畫面或模擬動態畫面，「做」到給民眾參考，深植治療動作於民眾心中，可以有效解決問題困境。

　　新的問題又產生，誰來拍攝剪輯製作每週至少一場記者會的影片？委外製作每支影片3～5萬元，中榮沒有編列相關經費，因此不可能委外製作；若是請教學部教材組製作，需要每次申請且須排隊等候，往往會錯過記者會時間，緩不濟急。最後筆者為研究印證本身所學行銷理論，決定自行製作影片觀察短影音之效能，在陳院長的支持下購置攝影器材、電腦軟硬體設備，一人一機從頭開始學習製作，開關斜槓人生第一步，在此非常感謝多家電視媒體攝影記者不吝指導筆者攝影技巧，讓筆者影片持續精進。也因為全部製作過程由筆者一人全包，筆者與每一場記者會發表醫師進行深度溝通，藉此

學習如何勾勒出每一篇新聞報導的醫療特色，也建立團隊必須製作出在3分鐘以內，呈現民眾可以一目瞭然的故事。

　　從2021年6月開始2023年11月筆者共完成100部影片（詳見本書附件影片附錄），每一場記者會皆製作一支記者會發表醫師專屬的影片，每支影片皆有字幕版及無字幕版，提供給所有新聞媒體無償使用，為什麼要製作無字版影片，主要是提供給電視台方便剪輯成自家使用的新聞帶，透過此一操作模式，電視台的露出開始大幅增加，網路媒體也開始使用中榮影片配合文字新聞播出，讓民眾可以融入中榮每一項情境式產品，得到完整醫療資訊與醫療過程影像。

　　短影音效果確實是媒體行銷的主流趨勢，特別是人手一機時代，據統計台灣人花在觀看螢幕時間超過7小時，或許這對健康不是好消息，但對行銷卻是商機無限，許多人觀看Youtube、TikTok、Facebook、Line等短影音，因此如何製作吸引民眾關注的影片及便利訂購享受服務完整無縫串接流程，是值得企業投入發展。

　　新聞媒體「影音」效應除讓民眾易於找到他所需要的醫療資訊，醫師則是推廣效應另一位直接受益者，因為這讓醫師更容易邁向「名醫」之路的捷徑。例如令人困擾的膝蓋及手部退化性關節炎、五十肩、旋轉肌腱群肌腱炎、足底筋膜炎、網球肘、高爾夫球肘、關節置換術後積血等問題病痛，讓許多人痛苦不堪，在治療過

程中可能歷經止痛藥、貼布、復健、電療、震波、局部注射類固醇、玻尿酸等治療方式，但是通常得到效用有限；而開刀手術，則不一定符合適應症且需承擔較高風險、較長恢復期與高額的治療費用。有鑑於此放射線部醫師林炫吟透過記者會發表「微細動脈栓塞術」的臨床研究結果，說明她的治療方式及預後效果。她運用X光透視動脈血管攝影下（圖23），以微導管精準勾選出慢性發炎部位致病的異常新生微細動脈，並給予栓塞藥物治療，以降低疼痛神經的刺激及減緩局部的發炎腫痛僵硬等反應。該治療術式是在門診手術室用導管進行，無需全身麻醉且僅於穿刺部位有2毫米之傷口因此無需住院。（掃一下QR code15，你會更了解此新技術）

QR code15

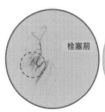
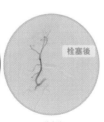

網球肘治療-下饒側返回動脈栓塞

栓塞前

栓塞後

栓塞前
於肱骨外上髁（網球肘疼痛部位）
可見異常微細動脈增生（紅虛線框）

栓塞後
異常微細動脈消失
正常血管無任何損害（綠箭頭）

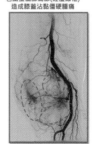
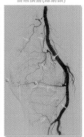

膝蓋(沾黏性)關節炎治療

栓塞前
異常微細動脈增生
包圍整個膝關節(紅虛線框)
造成膝蓋沾黏僵硬腫痛

栓塞後
異常微細動脈消失
環繞膝關節所有正常血管無損害(綠箭頭)

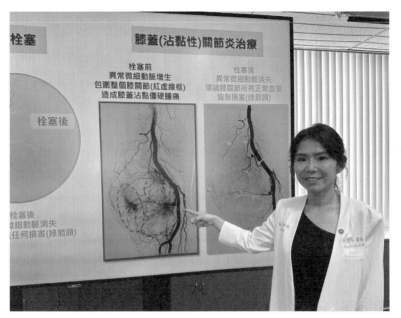

圖23：林炫吟醫師說明治療過程

　　新聞媒體露出後，原本難懂的文字敍述藉由影片做給民眾看，得到廣大迴響，事後林醫師回傳Line 訊息給我，寫到「媒體行銷力量令人驚奇，目前我的門診都要看到晚上才能完成」，四個月後再一次偶遇林醫師，她告訴我「目前她的手術已經排滿到三個月後了」。我們必須承認，許多醫療術式如果僅依賴文字與圖片，眞的無法讓民眾可以眞正理解手術過程與實際作業，影片的直接性與沈浸式融入，方能滿足民眾眞實需求。

Discovery頻道為什麼找上門？

　　2022年8月初一天筆者在上班時接到一通電話，首先詢問筆者是否李萬國，緊接的她自我介紹是Discovery頻道製作團隊成員，希望知道《中榮美好的一天》（詳見QR Code16影片連結）這支影片是否是筆者所製作？影片內容是否真實？當確認「5G協作平台」內容真實性後，9月份該團隊就前來台中榮總採訪陳院長及相關團隊，期間對於台中榮總智慧醫療及遠距照護中心感受良多，藉由他們擅長影片說故事的能力，還原實際醫療感人故事及數位科技對醫療改變過程，Discovery《後疫情時代》完整闡釋現代ICT數位科技結合醫療技術改變社會原有行為模式。（請參考Code17影片連結Discovery官網）

QR code16

QR code17

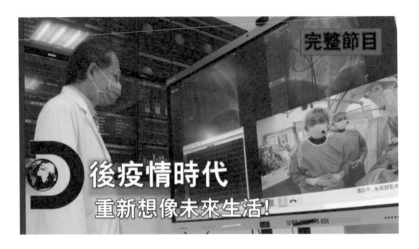

　　由此可知，在現今社會傳播行為模式「影音」影片影響能力日益強大，所以要強化行銷能力，企業行銷文案就必須 加強影音行銷範疇，方能符合時代趨勢潮流。

不夠密的故事：行銷學的祕密

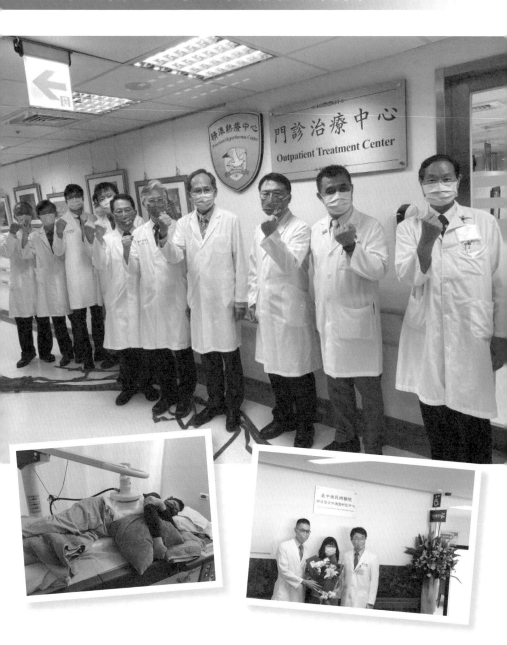

不夠密！

　　2022年6月初，院長與我討論二個問題「去年總共辦幾場有關於癌症治療的記者會？有改善的方向嗎？」「能否規劃台中榮總癌症團隊特色亮點宣導計畫嗎？」我依循問題進行發想思考。

　　第一個角度從公平性思考，我尋求病歷組疾病分類師協助統計本院癌症個案的占全院比例，企圖由癌症患者占率比及新聞記者會發佈比率逐行比較，經分析後中榮出院人次癌症個案約占36%，比例並不低。若再加上癌症存活率對國人始終有很大陰影存在，認為罹患癌症就是得到絕症的想法。因此如何讓病人及家屬可以獲得其所需要的醫療資訊，目前最便利的方式就是透過媒體報導，讓病人及家屬可以透過網際網路搜索其所需相關治療資訊報導，病人及家屬可透過媒體報導介紹、評論，進而評估尋求醫療途徑與醫療院所。相對反思台中榮總在同一期間共計進行135場新聞記者會，有關癌症治療之報導共計20場，占率為14.8%。對比之下明白顯示癌症相關記者會之場次，對於癌症病人與家屬獲得癌症醫療資訊確實不公平。

　　從另一個角度思考，雖然目前各類癌症達擴散期別者，其具備治療療效不確定性較高之特性，也因此造就民眾對於罹患癌症產生高度心理恐懼。但是隨著醫療技術與科技發展進步，各種癌症治療方法不斷推陳出新，

透過精準手術、化療、標靶治療、電療等多專科團隊合作下，不斷提升預後療效，但是病人與家屬知道新的治療方式與預後療效麼？資訊不對等的問題要如何解決？

　　源於上述推廣量能與傳遞途徑不足的兩個思考角度，向院長請教如何擴大量能，院長指導可以與癌症治療中心團隊討論目前各癌別發展情況。隨後由癌症治療中心主任及個管師同仁們提供目前中榮各癌症類別治療團隊數量、負責人、研究方向及成效，共計22個團隊。再更深入了解得知「精準醫學」是目前國際潮流趨勢方興未艾，臺中榮民總醫院在陳適安院長的領導下，整合全院資源及核心能力，全力發展精準醫學，精準醫學是結合AIOT、虛實整合系統應用、基因體大數據，提供精準個人化醫療的未來醫學。就癌症治療而言，無論是在機器手臂精準切除手術、前導性化學藥物治療、標靶藥物治療或則是方興未艾的細胞治療與再生醫療，台中榮總持續不斷進行研究發展並結合臨床治療技術，並期待透過各種媒體途徑將醫療資訊傳遞給民眾了解。

　　在初步思考及邏輯推理後，若要達成醫病共享決策目的，必須要有步驟。首先要讓民眾具備「知」的權利，就必須要有暢通便利管道。換言之，要能彙整醫療資訊，透過多元適當行銷管道推廣，最好是消費者需要什麼醫療資訊，他就可以適時取得。基於此一觀念設計撰寫「2022年臺中榮民總醫院癌症治療團隊特色亮點行銷規劃」（如附錄）。在6月中旬撰寫期間，院長曾經

詢問行銷規劃是否順利？並提醒可以請教曾慧恩主任及李冠德主任意見。

　　曾主任是分子醫學癌症治療及行銷專家、李主任則是細胞治療與再生醫學癌症治療專家，向曾主任請益癌症治療行銷意見是毫無疑問，從曾主任學到「如何透過媒體搶先新聞露出取得先行者地位」以及「透過電視台節目增加醫師知名度建構醫院品牌及個人形象」等意見。但是當時曾主任有指出一項重要問題，一時之間我並沒有參透玄機。當天她打開電腦google搜索引擎輸入「中部地區癌症治療」進行搜索，台中榮總癌症治療中心呈現位置在第二頁中段位置，而中國附醫癌症治療中心排名則在第一頁排序第一個位置，當時我眼角瞄到畫面旁邊有大幅「中國附醫癌症中心」的廣告，內心直覺付費廣告對搜索排名應該有很大的影響。並未思考中榮本身雖無付費廣告，但是中榮對於癌症治療相關新聞露出次數夠多麼？

不夠密！故事開始了

　　當中榮「癌症治療團隊特色亮點行銷規劃」初稿完成後，立即送請院長指導，期待能獲得肯定並開始執行。很快的得到院長在此規劃上批示「不夠密」三個字，一個令人驚奇的問題，這個問題其表面的意義並不難理解，但是依據院長教練式領導模式，應該不僅是要

我安排密集癌症相關議題記者會而已，一定是有其隱含的用意，等待我去思考推演。暫時無法理解其用意，就先依據院長的指示儘速規劃安排記者會。首先，在七月份連續三週召開癌症團隊治療特色亮點記者會，從熱治療中心揭牌開始，緊接著肺癌整合暨研究中心登場，再到膀胱癌治療連續三場記者會召開，新聞露出則數隨著時間流逝不斷增加，每一場記者會都有良好績效產生（如圖一），證明中榮癌症團隊在癌症治療上有其特色與成效，因此吸引眾多媒體報導。

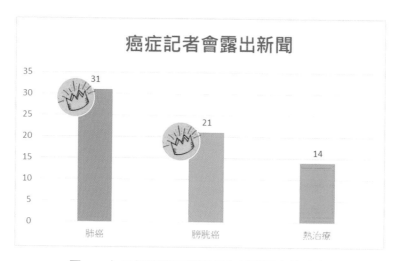

圖一：七月份連續三場記者會新聞露出統計表

　　當新聞露出績效持續上升，讓我非常高興，但總覺得少了什麼？新聞露出則數增多，就代表行銷成功麼？或許此一「指標」只是評估績效的一環，而非全部。因為我沒辦法獲得各家新聞媒體新聞露出的點閱率資料，

當然我相信無論是任何一家新聞媒體皆有其基本觀眾或讀者，只是多與寡的問題。但要如何取得類似評估指標，進行觀察消費者對中榮新聞媒體主題的關注度，則應是另一個尋求的目標吧。

靈光乍現 笨鳥也會飛

突然間～偶然靈光一閃，在8月2日的下午衝動地在google搜索引擎打上「中部地區　癌症治療」八個字，在按下enter鍵，我驚呆了！台中榮總癌症中心竟然在第一頁排序第一個位置，彎道超車贏過中國附醫的癌症中心排序。心中隱約發現一些概念，新聞露出媒體家數之數量目前是台中榮總的評估績效指標，此項指標除自媒體（facebook、line@、instgram、youtube等社群媒體）及付費媒體可以透過媒體平台系統監測功能分析，得到諸如粉絲數（忠誠度）、點擊率、關注程度、聲量分析（含正負聲量）等資料，但是賺媒體只能監測中介層面廣度（媒體露出數量），無法進一步得知受眾的關注度與回饋訊息。但是經過此次摸索隱約發現搜尋關鍵字依據網頁排名可以表達社群與媒體關注程度（需考量付費廣告影響程度，例如：中國醫大附設醫院長期購買搜尋網頁廣告）。

有鑑於此，於是開始規劃建構一套測試用的監測指標與量化刻度，對癌症治療團隊搜索引擎關鍵字排序變

化進行監測與統計分析。

　　首先，將關鍵字設定「中部地區　癌症治療」、「全國　癌症治療」、當週記者會主題「中部地區　下關鍵字」、當週記者會主題「全國　下關鍵字」。

　　第二、依據Google頁數及排序設定分數級距，例如第一頁排序一分數為100分、第一頁排序二分數為99分、……第二頁排序一分數為90分依此類推（詳如附表1）。

表1：網頁監測排序表

等級	網頁頁數
100	第一頁第一順序
90	第二頁第一順序
80	第三頁第一順序
70	第四頁第一順序
60	第五頁第一順序

　　第三、每週三及週五進行監測統計分析。經第一階段測試（四個月）所得數據分析計有下列推論邏輯：

　　一、癌症相關記者會密集推出與搜索引擎網頁排序有正相關（如圖1紅圈處）。

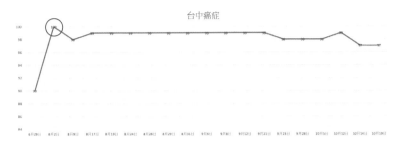

圖1：台中榮總　「全國 癌症治療」搜索排名趨勢

　　二、癌症記者會新聞露出停止二個月時間，中部地區搜索引擎網頁排序略有下滑呈現下降趨勢但尚不明顯（如圖1），全國癌症治療搜索引擎網頁排序則下降明顯，整體分數由78分下降爲55分（如圖2）。

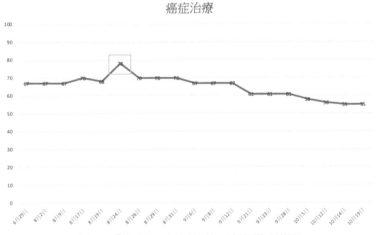

圖2：「全國　癌症治療」搜索排名趨勢

　　三、不同主題記者會監測分析：每次記者會監測計分爲「事前主題關鍵字」搜索及「事後主題關鍵字」搜

尋，比較分析民眾對該議題之熱搜與關注程度。目前獲得之觀察現象發現記者會的主題性與Google搜索引擎網頁排序有直接關聯性，計分為三種情況。分別如下（圖3）：

（一）主題知名度弱勢型：以美容醫學中心為例，該次記者會主題為「鳳凰電波美容效果」因台中榮總在該項主題不曾推廣，因此事前關鍵字搜尋為0分，可推論本院自該項議題之行銷推廣少知名度低，但是經過招開記者會後進行搜尋發現有長足進步，總分躍居76分。

（二）主題知名度強勢型：以骨科部為例，該次記者會主題為「機器手臂膝關節置換手術」，該項主題原本中榮在中部地區搜尋引擎排序為第一頁第二名，表示台中榮總骨科部膝關節置換手術關鍵字搜尋度就高，也代表知名度高。在此項條件下，召開記者會後，該主題（精準機器手臂膝關節智慧）引發更多民眾關注與搜尋，因而站上中部地區搜索引擎排序第一頁第一名。

（三）主題稀少型（新創主題型）：以重症醫學部與內科部聯手發表的記者會，其主題為「敗血症患者照護家屬之心理關心」，因該項主題屬網頁關鍵字稀少之議題，因該主題是由高分研究論文改寫，因議題新穎在中部地區無其他醫療機構有發表，且吸引有同樣情形民眾同理心關注搜索，所以一舉衝上中部地區Google搜索引擎網頁排序第一頁第一名。

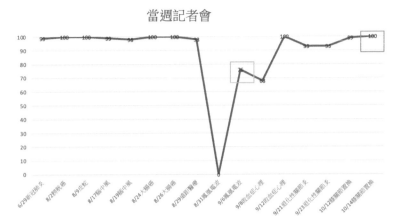

圖3：當週記者會主題「中部地區　下關鍵字」排序趨勢

不夠密的謎團終於解開

　　七月份連續密集癌症主題記者會行銷，三場記者會有兩場到特色亮點新聞標準，不僅有全國性新聞報導，且記者會分別皆有超個20則以上的新聞露出（肺癌整合暨研究中心31則、膀胱癌整合治療21則），並且帶動民眾於Google搜索引擎輸入關鍵字搜索，連動中榮癌症主題關鍵字的出現，進而改變台中榮總在Google搜索引擎熱搜排序。依據搜索引擎排名可以表達社群與媒體關注程度，因此要提升搜索引擎排名，進行搜索引擎優化是必然的過程，最好的方式就是提升中榮新聞稿的內容與品質，以及吸睛標題（關鍵字）才能強化民眾點擊率及黏著度。所以在製作優質新聞稿件時，必須要有精實審

慎的流程，合作創意的人員團隊，才能有突出的新聞露出績效並連動搜索引擎熱搜排名。（相關資料請參閱人員篇與流程篇）。

謎團就此解開麼？其實目前的答案只是其中之一，根據密集推出癌症相關新聞露出，可以明顯發現不僅露出績效及搜索引擎網頁排名皆有顯著成長，可是醫院行銷資源是有限制的，是屬於稀少的。台中榮總是一家醫學中心，並非只有癌症治療中心需要發展，其他事業單位也需要行銷資源投資，以利自己醫療部科發展。所以資源投入必須用在刀口上，必須投資在利益最大化之項目，達到最大效應。由此次台中榮總行銷資源密集投入之策略，與蘋果公司產品發表會之行銷策略對比，我們可以觀察到蘋果在每次新產品上市時，會集中火力將公司90%以上的公關資源及廣告預算投入。蘋果公司為什麼會這樣做？台中榮總為什麼會這樣做？如果僅是為推動癌症醫療行銷為目的，實績證明確實有其效果存在，這樣做法確實是將資源運用效率，集中在少數優勢資源建構，換句話說，就是集中組織資源用於核心產品，讓組織資源力量有效投入產生足夠的密度，發揮核心產品絕對的市場衝擊力與品牌建構優勢，這對企業而言是一項重要的策略決策。蘋果公司的手機新產品上市，這是蘋果公司的企業核心產品，集中資源投入產生密度行銷震撼，是一種行銷決策。但是陳適安院長為何要執行密集性行銷癌症相關治療？由此可見並非只是要達到新聞

露出與衝高網頁搜索排名而已。值得高度懷疑陳院長是否在建構中榮一項新的核心技術或產品呢？

　　透過另一件事情觀察，院長於2022年8月30日至9月27日期間，邀請所有癌症治療相關團隊，分別至院部會議報告其執行過程、醫療特色、執行成效及未來發展。是不是非常巧合？在公關部門執行密集記者會行銷癌症治療時，院長同一期間也聽取癌症各治療團隊報告。相信這應該不是巧合！而是一種策略，陳院長在醞釀執行某種組織發展策略，建構核心技術能力及核心產品。隨著時間流逝，隱藏的謎底在9月23日中榮擴大院務會議浮現出蛛絲馬跡，陳適安院長於總結時一段談話表示：希望所有主管要宣導本院發展中的細胞治療與再生醫療，這是未來醫療的趨勢，不僅各種治療團隊要研究發展，更要鼓勵年輕醫師要能認識這個趨勢。這段談話再與「院長要我請教李冠德主任」、「癌症醫療密集行銷」、「癌症團隊發展報告」等事件串連後，可以推論出院長在短期時間集中資源投入細胞治療及再生醫療領域，要將此一醫療項目發展成台中榮總的核心能力之一，要成為該領域的先行者，以成為邁向立足台灣引領世界願景的基石。

爲什麼要這麼做？

　　細胞治療暨再生醫學中心是台中榮總新發展的事業單位，由李冠德主任領軍於2022年2月開始規劃，由無到有建立實驗室，並於10月22日成立細胞治療暨再生醫療中心，發展過程中以最短時間取得合格細胞處理實驗室，是國內少數可執行CAR-T治療的醫院。此一產品在國內方興未艾，一旦預後成效良好，中榮不但可以搶占市場占有率，其廣大的市場也會帶給此產品高度的成長率。所以陳院長將細胞治療及再生醫療作爲台中榮總發展重點項目，應該是發現該項醫療目前無論在全球或是台灣都是萌芽階段，在產品生命週期中屬於導入期，在此階段每一家發展醫院或廠商之市場占有率都不高，而此一項目又是醫療界看好的未來發展趨勢，預估該項目隨著預後成功率增加，會具備驚人市場成長率。故結合行銷、產品、研發、人力等多項資源投入，期待取得戰略高度。如同BCG理論中的問題兒童，透過資源投入取得該產品的領先地位及品牌建立，搶占市場占有率，發展爲明日之星產品，同時進入產品生命週期成長期階段。隨著市場競爭與市場飽和，市場成長空間持續下滑，藉由生產經濟規模或流程改善一方面保持市場占有率，一方面降低成本，獲取最大利潤，成爲企業的金牛產品。

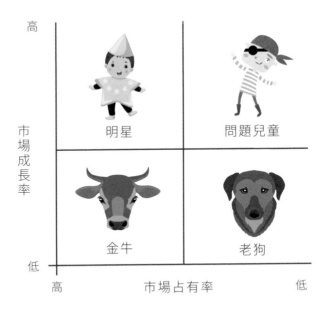

高

市場成長率

低

| | 高 | 市場占有率 | 低 |

明星　　　　　　　問題兒童

金牛　　　　　　　老狗

品牌價值權益

　　未來醫療的重心——細胞治療與再生醫學受到陳院長的支持，期待成為中榮明日之星、金牛之位置，其目的是要新增台中榮總核心技術能力一個項目。在此新興醫療項目中榮不僅要擠身領先集團超前部署，並且集中運用有形資產（合格實驗室與個案收治）、無形資產（密集癌症記者會行銷建立品牌）、人力資源（李冠德教授團隊、癌症醫療團隊、年輕醫師培訓）及經營能力（院長領導力、策略佈局、執行力）形成強而有力的整合性資源投入，期待彎道超車成為細胞治療與再生醫療第一品牌。

一個品牌的價值在消費者心目中究竟有多少分量，可藉由品牌權益的四個構面進行評估，分別為知名度、品質認知、品牌聯想、忠誠度。要如何才提升品牌權益？

　　知名度：當產品／服務資訊不完整或消費者無法試用及體驗時，一般而言，消費者會選擇其熟悉的品牌，特別在攸關生命的醫療產品，品牌知名度對消費者有不可替代的吸引力。台中榮總在媒體行銷針對細胞治療與再生醫療中心主打的議題有二：首先運用名人效應——李冠德教授，他是國際級的細胞治療專家，過去有預後良好的實績成果，廣為人知。第二、優秀營運管理能力：創造國內最短時間獲得合格細胞處理實驗室，進行CAR-T 治療之紀錄。透過實質經驗與能力取得消費者對台中榮總細胞治療暨再生醫學中心的信任，目前已有多組恩慈計畫同步進行中。並預計將此治療預後成果做第二波媒體行銷主力，透過病人實際體驗故事現身說法，召開記者會，藉由新聞媒體露出，獲取消費者認同與增加知名度，奠定中榮醫療品牌基石。

　　品質認知：行銷廣告取得消費者認同品牌知名度後，僅是跨出品牌建立第一步。消費者評估願意使用之後，若是發現實際體驗經驗不符合消費的預期期待，這將是行銷品牌噩夢的開始，消費者期望值與體驗認知的缺口差距越大，事後就很難扭轉消費者的觀念，特別是醫療服務。一旦發生PZB缺口模式中的缺口五，即使

事後進行流程或產品改善，甚至投入更多的行銷廣告費用，可預期會事倍功半，很難改變消費者實際體驗的強大負面口碑行銷，因此台中榮總細胞治療與再生醫學發展，當取得先行者資格並適當新聞露出吸引民眾注意中榮品牌後，需注意「九分實力，十分行銷」這句話，謹慎發表後續醫療成果，特別是進入商業服務模式。由此得知品牌權益是最主要的決定構面就是品質認知，我們可以發現消費者會轉移品牌產品或服務，通常是基於原先認知品牌產品品質不如預期或有不好的服務體驗經驗。星宇航空近期的頭等艙所造成的風波，就是頭等艙消費者皆是市場最頂端客戶，對於星宇航空頭等艙的實體環境空間不如預期，產生負面影響後，將很難改變消費者觀念。

品牌聯想：當消費者有需求慾望時，第一印象直接或間接連結某一品牌。例如：歡樂與迪士尼的連結、汽車工藝與德國賓士等等品牌聯想。新興產品先行者有品牌聯想優勢，例如特斯拉在電動車產品位居第一品牌。台中榮總在台灣中部醫療領域擁有一定知名度及品質認同，隨著陳院長的全面改革，在短短不到兩年，就已經衝向國際世界舞台，特別是在智慧醫療、精準醫療、再生醫療等各方面皆有驚人成長。2022年9月台中榮總獲選全球智慧醫院前300強，也是兩岸三地唯一入選的醫院，這是一個令台灣醫界大驚奇的事實，細胞治療與再生醫療是否是下一個驚奇？一連串強力震撼彈引爆，將

串連起消費者對中榮品牌聯想的建立。

忠誠度：企業各種行銷模式與優質品質產品，不外乎希望養成消費者對自家產品有所偏好，建構高轉換成本，形成忠誠度。所以顧客關係管理就成為產品或服務售出後的黏著劑，確認顧客體驗過程感受，並進行強化服務，增加顧客忠誠度與向心力。

顧客價值

顧客到台中榮總最終的目的是什麼？他們要解決什麼問題？要得到什麼價值？要如何徹底提升顧客價值，以作為台中榮總強而有力的競爭優勢基礎呢？提升醫療技術麼？強化設施設備麼？

事實上是全面「資源整合性服務」，唯有將各種資源及服務融合到競爭對手無法模仿，企業核心能力具有獨特性與市場差異性，讓顧客體驗過程經驗是其他品牌無法提供的認知感受。再加上綿密體貼的顧客關係管理，滲透影響顧客價值心理延伸，形成完成服務供應鏈。

對應一件事，為什麼陳院長到任台中榮總以來，在短短一年十個月間建立23個特色醫療中心，其目的為何？仔細觀察思考推論，醫療特色中心成立應該就是為達成「整合性服務」與「回應性效應優勢」的目的，以「病人為中心」作為設計出發點，無論動線、人員、流

程、設施設備等醫療行為過程，皆以滿足顧客已知與未知的價值。

　　天羅地網鋪天蓋地透過媒體將醫療資訊傳播給民眾之後，緊接著我們必須開始思考顧客關係管理，如何精準將醫療資訊傳遞給真正需要的病人與家屬。讓病人可以便利精準地找到他所需要的醫師，不在需要浪費醫療資源再輾轉各家醫療院所尋求適合自己的醫療模式。

　　台中榮總透過新聞媒體傳遞醫療資訊給民眾，因歷經人員、流程、設施設備、產品等各項變革改善，以及通路延伸與創新推廣活動，持續不斷擴大社會民眾影響層面。宛如捕魚一般在於下網前，會不斷投餌吸引魚群，但是最終要用魚網牢牢抓住魚群，因此要如何牢牢將病人吸附於中榮，精準行銷格外顯得重要，換言之如何讓到台中榮總就醫病人增加對中榮品牌忠誠度，將中榮優質服務產品價值完整傳遞給需要的民眾，做好顧客關係管理是當務之急。特別是傳遞滿足病人所需的產品或創造民眾未知之產品需求，因此建構一個精準平台滿足供需雙方有其必要性與急迫性。

　　經過團隊研究構思可以整合虛實整合系統、國際疾病分類碼（ICD-10）、衛教行銷資料庫等建構「台中榮總個人智慧化衛教平台」，達到精準行銷的目的，首先彙整近三年記者會之新聞稿、新聞露出新聞連結、自製行銷影片（約一萬筆資料）依據ICD-10標準進行編碼，作為衛教行銷平台資料庫，另外利用台灣使用最廣泛的

通訊平台軟體「Line」且台中榮總現有之Line @作為基礎平台，凡加入之民眾皆可透過本身疾病分類碼由系統主動發送其真正所需之醫療及衛教資料，避免民眾收取大量無用不相關之醫療衛教資訊，導致不使用或封鎖帳戶，換言之就是如果你是男性就不會收到子宮頸癌之衛教資料，除非是你自己主動查詢。前述模式是加入者定期可以收到資訊不分地點，另一個模式則是運用台中榮總Ibeacon藍牙定位系統，以使用者在中榮之門診位置，演算法自動判斷其所需要的科別，進而連結其所需的衛教醫療行銷資料供民眾參考，藉此達到精準行銷傳達正確醫療資訊給消費者之目的，「讓顧客便利精準找到對的醫師、讓醫師找到需要服務對的病人」。

附錄：2022年臺中榮民總醫院癌症治療團隊特色亮點行銷規劃

報告人：李萬國

一、動機與目的

台中榮總為台灣首屈一指的醫學中心，其進步動能來自以病人為中心，並以病人需求為研發創新之基礎。目前醫療科技與照護技術日新月異突飛猛進，許多醫學難題與瓶頸在醫療人員的研究下，不斷有創新突破的新知產生。但是許多的醫療科技新知，推廣至民眾「知」的階段，卻常礙於組織慣性與門戶之見，產生諸多阻礙與推廣不順之情形。以國人特別關心的癌症治療，也有類似之情況。因此要如何有效推廣本院癌症治療團隊的特色亮點，其根本問題就必須先讓民眾有「知」的權利，當民眾可以便捷有效快速透過各種管道平台得到其所需要的癌症治療方式與成效數據，據此才能與醫師進行溝通，增加民眾與家屬對醫療過程的了解與信心，避免醫療糾紛產生。

為達成醫病共同決策之目的，本案規劃循環架構，透過醫病共同決策之大架構，請癌症醫療部科團隊提供多元醫療方案資訊及特色醫療，當各個癌症團隊有尖端醫療研究或特色成果時，由公關組藉由記者會進行發

表，展現本院癌症特色醫療與亮點，藉由新聞媒體露出，提供民眾醫療新知與療程。最後藉由本院自製影片（250支影片，持續增加中）配合一萬筆新聞媒體連結，組成多元行銷通路（facebook、Line@、院內公播系統、電視台—醫療保健談話節目、廣播電台及發展中的智慧衛教平台），以利達成本院癌症特色亮點行銷推廣。

二、現況分析

（一）新聞媒體：109年起迄今有關癌症之新聞露出共計20則。（如附件一）

20則新聞報導模式分類如下：

1. 以單一個案成功模式為報導主體，計有5則。

2. 以個案為引導，用本院團隊合作執行案例進行說明者，計有12則。

3. 以個案導引，團隊合作數據說明，並佐以期刊或學會發表者，計有3則。

（二）本院自109年起迄今，新聞辦理場次為135場，癌症新聞占比14.8%

（三）根據本院統計資料顯示：自110.01.01-111.03.31出院人次癌症個案約占36%，就國人對癌症的重視程度，本院癌症治療新聞推廣比例偏低，故應予改善。

三、精進作為

（一）精選特色亮點癌症團隊進行推廣
（二）建構優質模板學習範例
（三）系統性、密集性行銷推廣
（四）多元平台行銷（新聞媒體、facebook、Line@、病友會宣導影片製作、院內公播系統、電視台—醫療保健談話節目、廣播電台及發展中的智慧衛教平台）

四、密集式特色亮點癌症團隊推廣記者會

日期	部科	發表主題	負責人
6/30	癌症整合中心	熱治療中心揭牌	李旭東
7/7	胸腔內科	肺癌整合照護暨研究中心揭牌	楊宗穎
8/4	內科部	高分論文	吳明儒
8/25	大腸直腸外科	精準直腸癌治療	蔣鋒帆
9/22	一般外科	三期胃癌的前導性化療成效	吳峰旭
9/29	細胞治療中心	CAR-T細胞療法	李冠德
10/6	口腔外科	數位3D技術在口腔癌患者的手術上應用	程稚盛

日期	部科	發表主題	負責人
10/13	兒童血腫科	兒童癌症的精準醫學治療	黃芳亮
11/3	血液腫瘤科	白血病	滕傑林
11/10	胸腔外科	怡樂適療程使食道癌手術後快速復原	莊政諺
11/24	甲狀腺科	甲狀腺癌的個人化追蹤治療	李奕德
12/1	研究部	癌症精準醫療-分子醫學	曾慧恩
12/8	耳鼻喉科&放射腫瘤科	鼻竇癌的多專科整合治療	梁凱莉
12/15	乳房腫瘤外科	早期三陰性乳癌的免疫藥物治療成效	洪志強
12/22	婦女醫學部	兼顧療效與生活品質的子宮內膜癌微創手術	呂建興

五、建構優質模板學習範例（卵巢癌醫療團隊）

（一）個案導引

（二）團隊合作

（三）數據支持

（四）期刊發表

但書：新技術或新發現只要團隊載明後續研究計畫與期刊發表期程，可立即召開記者會，搶得先機，避免他院先行發表。

六、系統性、密集性行銷推廣

（一）審查確認新聞稿品質。
（二）自2022年7月份起半年內密集召開癌症精準、尖端記者會。
（三）臉書、Line@配合新聞稿發佈後，與新聞露出後同步上網公開資訊推廣。
（四）安排醫師上廣播節目及電視台醫療談話節目推廣本院癌症治療亮點。
（五）協助製作病友會影片。

七、團隊競合力行銷模式

（一）優質癌症團隊表揚：對於表現優良的癌症治療團隊，給予公開表揚與嘉獎，提振團隊士氣。
（二）媒合部科團隊學習：聘請專家指導部分團隊如何合作發展新技術或治療應用，並學習其他優質團隊之成功經驗，精進自我團隊發展。藉由各團隊間既合作又良性競爭的模

式，妥善運用本院共同軟硬體醫療資源。

（三）持續研究科學求證：各團隊延續競合力模式，進行醫學研究。

（四）新聞媒體露出研討分析：針對各癌症治療團隊所提出之新聞稿發表，需事先審稿，事後統計成效並定期進行院內宣導成功新聞案例與亮點。

（五）建構媒體資料庫多元通路推廣：將本院所有自媒體自製影片及新聞稿，以及歷年新聞媒體露出之網路連結，建構一個完整編碼資料庫，並持續擴增與修正。一方面藉由多元通路讓民眾獲得完整及最新的台中榮總醫療新知；另一方面透過ICD-10編碼及演算法，建構智慧化醫療衛教資料平台，主動給予病人其有用及需要的醫療衛教資訊，達到提供精準醫療資訊服務模式及醫病共同決策之目的。

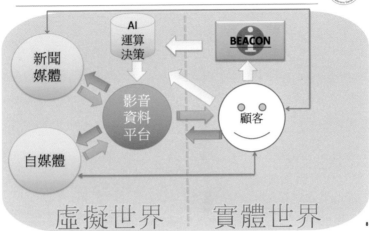

永續經營：行銷人還能做什麼？

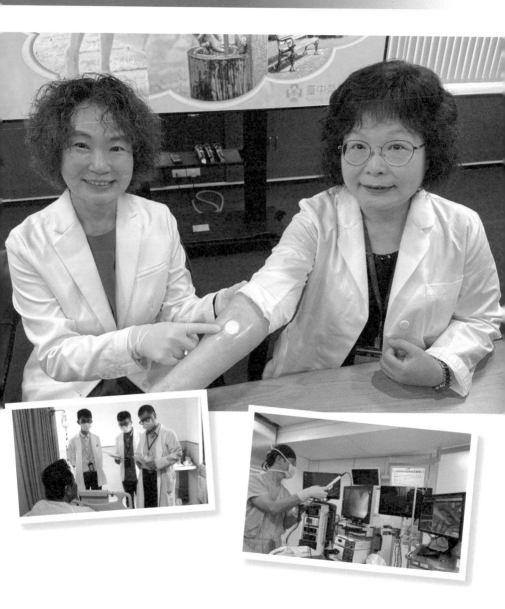

行銷人如何推動ESG

　　2021年初covid 19疫情爆發，一度造成醫療體系照護及後勤供應鏈緊張局勢，無論在疫苗施打、病毒檢測、臨床醫療指引、負壓隔離病房、防護設施設備（口罩、防護衣等）都一度面臨匱乏窘境。面對來勢洶洶疫情，台中榮民總醫院同樣面臨挑戰，身為國家級醫學中心在陳適安院長的帶領下，善盡企業社會責任，創造多項紀錄，例如在三天內完成隔離病房擴充病床收治量能，後來順利協助政府完成北部病人南移至中榮治療，並且全部康復出院的紀錄；在疫情初期檢驗及治療量能不足時，在台中市中央公園成立快篩給藥站，大幅提高篩檢初期確診者免除前往醫療院所就醫領藥擴散病毒風險；當人人搶打疫苗時，不僅於中榮院區建立大型疫苗施打站，每日最高近一萬劑的施打量，另也配合政府在台中科博館設置兒童疫苗施打站，方便民眾攜帶兒童快速接種疫苗，形成兒童保護力。

　　陳院長一方面思考與執行如何解決各項疫情的衝擊，他也思考到疫情的爆發是否與自然環境變異有關，中榮必須思考如何提升企業責任與自然環境共存，如何保護地球，達到醫院永續經營。因此推動台中榮總實踐ESG，成為另一項重要的議題，ESG分別是環境保護（Environmental）、社會責任（Social）及公司治理（Governance）的縮寫，是一種新型態評估企業的數據

與指標，中榮改變由標竿學習開始，玉山銀行是ESG實踐企業標竿，台中榮總與玉山銀行簽訂MOU，積極學習如何改善設施設備人員流程進行節能減碳環保愛地球，並發揮所長善盡社會責任進行國內外偏鄉地區義診，實實在在推動ESG。

如何由公司治理尋求自我成就道路

　　將節能減碳與公司核心技術進行結合，發揮企業核心能力，凸顯公司治理經營能力與策略思維，更能實踐企業永續經營願景。其他先行者企業經驗，可以縮短後繼者學習曲線，達到速成效果，但是因產業性質不同，核心技術能力不同，透過企業本身核心技術、專業能力、研究量能、改善流程，尋求更多ESG實踐新途徑，達到永續經營目標。

　　筆者做為一位中榮行銷人，歷經每一篇新聞稿修稿、特色挖掘，自從新聞稿需具備個案引導、團隊合作、數據支持、專家佐證等構面要件後，從中發現研究量能是每一篇新聞稿的基石，而且其研究核心技術竟然隱含醫院推動發展ESG未被發掘之途徑。

　　以台中榮總世界首創的小黑蚊貼片疫苗為例，當天氣逐漸溫暖，惱人的小黑蚊又逐漸開始出沒，許多民眾從風景區踏青回來，遭到小黑蚊叮咬後引起過敏反應，皮膚又腫又癢，持續數週不消，留下難看的滿腿「紅豆冰」，嚴重者甚至可能在叮咬處產生水泡、血泡、潰爛、紅腫，併發發燒及淋巴結腫大狀況，常嚇得再也不敢去同一個地方了。小黑蚊並不是真正的蚊子，而是一種體型微小（約1-1.5mm長）的吸血蠓科昆蟲，學名為台灣鋏蠓。當遇到小黑蚊肆虐時，目前政府能提供的解決方案就是環境消毒，噴灑含有敵避（DEET）成分驅

蟲液來減少小黑蚊所造成的民怨，但是卻帶來環境汙染及必須生產驅蟲劑的碳排量。臺中榮總陳怡行醫師以及李美芳博士的研究團隊另闢環境保護方法，發表使用小黑蚊主要過敏原的DNA做成皮膚貼片式的疫苗，解決擾人小黑蚊叮咬後過敏問題，試想當小黑蚊叮咬後，你沒有任何不適，你會特別想要用殺蟲劑去撲滅它麼？當然不會，因為不痛不癢自然會讓人遺忘小黑蚊的存在，既然它的存在可以忽略，各衛生機關防治單位就不會接到民眾投訴而購買殺蟲劑去噴灑有小黑蚊危害的區域，也不會造成環境汙染，進而達到環境保護的目的與效果，同時因為減少殺蟲劑的使用，連帶降低生產殺蟲劑的碳排放量，一舉數得。研究團隊預計於貼片疫苗通過臨床實驗後，會再進一步研究，小黑蚊叮咬接受疫苗接種過的人類，是否會產生繁殖衰退之現象，達到生物防治效果。

　　此次記者會召開後獲得許多媒體迴響，特別是公視電視台所製作的越南語新聞，傳至越南播放後，引起深受小黑蚊肆虐地區的迴響，要求政府要與台灣台中榮總合作，早日取得疫苗，解決其苦。台中榮總每年固定會前往越南偏鄉義診，一旦疫苗臨床實驗通過後，配合義診捐贈疫苗給越南，豈不是善盡國際社會責任，達到共好同好的情境。

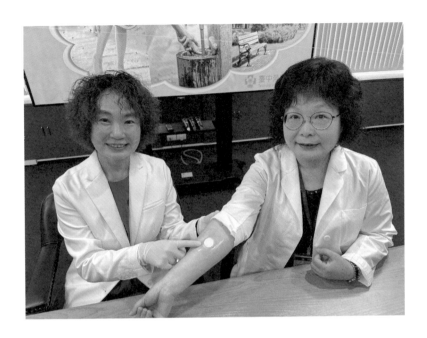

　　由上述得知台中榮總小黑蚊貼片疫苗研究量能，是公司治理核心技術擴增的一環（過敏醫學），其商業運轉後不僅可有效達到環境保護目的，若可對國內、外偏鄉地區捐贈一定數量之疫苗，同時可善盡社會責任。一件中榮新的商業模式便可達到環境保護、企業責任、公司治理目的，當然需要設定具體量化公式以符合國際標準和準則。

企業數位轉型邁向永續經營之路

　　台中榮總推動ESG永續經營發展，由公司治理研究量能及醫療核心技術建構量化新模式，是醫院達成實踐ESG應行道路。但是要走的路還是很長，因爲我們目前發現台中榮總許多醫學研究對於ESG有實質幫助，但尚未能具體量化，而要具體量化最終需要做好一件事——「企業數位轉型」，換言之是要將醫院醫療服務流程進行數位結構化，讓每一步驟皆能標準數據化形成大數據資料庫，以利後續進行智慧應用，病例結構化就是基礎作業之一。至於如何應用？範圍很廣泛，以節能減碳爲例，傳統思維論點是以如何降低企業用電量作爲衡量指標，例如更換高效能空調主機、智慧型電梯等進行節能改善。但終有一定的改善底線，因此我們可以進行反向思考，如果提高病人精準醫療治療模式，降低其原有就診到院次數以及住院天數，當康復效率提高住院人次增加，即可反推其可節省之度數，同樣可達到ESG之目的。

　　以「世界金氏紀錄最高齡羽球選手進行心臟手術」來當例子，茂伯因爲心臟主動脈瓣閉鎖功能不佳，導致心臟衰弱無法在進行正常活動，甚至會導致死亡。以他99歲的高齡年紀，若是採用傳統心臟外科心臟脈瓣手術，他的住院時間可能會高過於一般平均值12天。幸運的是他的條件符合經導管心臟主動脈瓣置換手術，由鼠

蹊部用導管將人工瓣膜放置於心臟主動脈瓣，替代原有的心臟主動脈瓣，傷口小復原快5天就可以出院。其中我們不難發現，不同的治療模式產生不同的住院天數，從個案中我們不難算出節省住院7天，原本這七天所需消耗的電力能源（冷氣、各項檢查等耗能設備）對於茂伯而言是不存在發生的。但是對於台中榮總透過精準醫療治療模式所減少病人住院的天數，對於整體醫療院所產業則是有達到節能的實際成效，你當然可以說空下來的病房會立即有其他病人會入住，但是這位病人他來中榮就醫就不可能會去其他醫院住院，就總體而言自然會減少醫院住院的耗能。

　　一個醫療團隊可以用此一模式計算其節能成效，其他醫療團隊難道沒有相同的進步嗎？當然不只如此，隨著醫療科技進步，筆者再分享中榮胸腔外科團隊透過低劑量電腦斷層掃描，早期發現肺癌並透過導航精準切除治癒的故事。

　　47歲吳小姐過去接觸二手菸，2016年第一次自費做低劑量電腦斷層發現雙側微小肺結節，並無規則追蹤，後來2020年再次檢查則發現右上肺肺結節變大，因此來到胸腔外科門診諮詢。由於病人先前有肺部感染病史，原本建議病人再追蹤一次，但病人依舊相當擔憂是否為肺癌病灶。由於病灶較小且深，因此我們建議病人使用電腦斷層導引定位，術中將右上肺葉病灶做胸腔鏡楔形

切除手術，術後無放置引流管，於術後第二天出院 ，隨著醫療科技進步，精準治療不斷實現讓病人早日康復，縮短住院天數健康返家。（詳見QR Code 影片）

　　諸如此類的醫療技術進步廣泛發生在中榮各個醫療團隊，因此建構一個專屬醫院的ESG模型，是有其必要性，因為藉由醫院研究量能進行醫學發展，帶給民眾更健康更快樂的生活，完全符合醫院公司治理發展策略。所以越能發揮精準、智慧、尖端醫療的醫療院所，讓病人可以提前健康出院，就越能發揮其節能減碳環境保護的能力。因此努力讓企業投入本身企業核心技術能力研究量能，配合公司治理策略，展現永續經營正向循環。

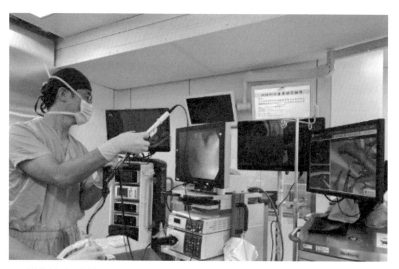

電磁導航胸腔鏡手術

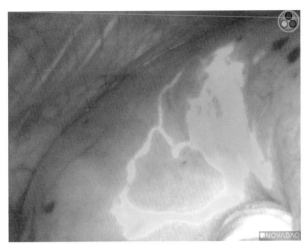

胸腔鏡手術中螢光內視鏡標記

數位轉型不可或缺的基礎工程

　　要如何去實現醫院研究醫學所產生專屬的ESG模型，進行「結構化數位紀錄」是不可或缺的基礎工程。將醫院內部各式各樣的數據包括門診診斷、儀器檢查、入院紀錄、病例紀錄等等數據數位化，並且改變從前自由輸入的書寫方式，所有必要相關的資料內容，建立結構化範本，以利得到完整的巨量資料庫回溯性調查及統計分析，進行研究發展與治療追蹤比對，而後透過演算法依據設定目標進行科學分析建構ESG模型，將環境保護、社會責任及公司治理畢其功於一役，即時回饋精準醫療、智慧醫療、尖端醫療所帶來的醫療效率，同時減少醫療浪費與耗能，讓醫療院所可以達到真正永續經營之路。

李萬國自製影片清單

項次	標題／連結	掃描QR碼
01	1100715癌症病人對施打疫苗的抉擇 https://youtu.be/qyWo0J2rCVw	
02	1100819學齡兒童尿床問題怎麼辦 https://youtu.be/r_HdLdC5euU	
03	1100826血型不相容活體腎臟移植 https://youtu.be/Am98wbKiAnI	
04	1100909嚴重脊椎滑脫治療新技術 https://youtu.be/V4TyQWo_g0I	
05	1100916嚴重型氣喘患者的福音 https://youtu.be/0gFf0ciMYyo	
06	1100923台中榮總高齡智慧整合模式 https://youtu.be/vR5gZ-fPvHE	

項次	標題／連結	掃描QR碼
07	1100930緊急穿刺頸動脈機械取栓術 https://youtu.be/XYreOeelQGY	
08	1101007心臟疾病未來修補模式 https://youtu.be/Pb35eKnbOJw	
09	1101013從齒開始 大呼過癮 https://youtu.be/fk9T-Jn4oLM	
10	1101018中榮的美好的一天 https://youtu.be/BfAqn8_IpvU	
11	1101021大腸直腸科機器手臂發展 https://youtu.be/FH7BTaaNgKY	
12	1101028間質性肺病 https://youtu.be/NjMrbWcUK18	

項次	標題／連結	掃描QR碼
13	1101104正大光明好視力 https://youtu.be/kbAYSMSdbIM	
14	1101111無輻射導管手術 https://youtu.be/32LzJhkFZeA	
15	1101118膀胱過動症之新選擇 https://youtu.be/zVjsvj33XOU	
16	1101125生命之鏈 環環相扣 https://youtu.be/kVkJMG9Rz8Q	
17	1101202癲癇之精準醫療 https://youtu.be/FVYEM7QlUMI	
18	1101216嬰兒顱骨腫瘤運用複合手術室及多專科治療 https://youtu.be/3iSMprPhHAs	

項次	標題／連結	掃描QR碼
19	1101221頭頸癌電療後整合照護健康護照 https://youtu.be/dVDi6iYswXg	
20	1101224眼外傷治療中心 https://youtu.be/jFD9XH8mJsc	
21	1101230糖尿病與肺結核之防治關聯 https://youtu.be/MYmMeSSWfco	
22	1110106ent達文西手術 https://youtu.be/wOLbLYHXOGM	
23	1110113住院藥智能，病人藥安心 https://youtu.be/IeCNnfM8cMw	
24	1110125職業傷病預防及重建中心 https://youtu.be/LeOKLViBZJE	

項次	標題／連結	掃描QR碼
25	1110127無線心臟節律器之運用 https://youtu.be/hk2z90_dtZg	
26	1110210免開刀膽管內視鏡取石新技術 https://youtu.be/z6o3V9UPjA8	
27	1110224高安氏動脈炎 https://youtu.be/JxAUfddUUF8	
28	1110303重新聆聽世界的美好 https://youtu.be/faAbb4CWiaE	
29	1110317乾癬與乾癬性關節炎治療 https://youtu.be/Z-KRopWMF2c	
30	1110324卵巢癌之多部科精準切除 https://youtu.be/ln28dcMS8no	

項次	標題／連結	掃描QR碼
31	1110331精準醫療-血癌治療新方法 https://youtu.be/Ro1OcHeKNq4	
32	1110407最高齡人工關節智慧手術 https://youtu.be/Rc8cTj2f6RM	
33	1110414醫師說明門診治療中心 https://youtu.be/oBvboetm70g	
34	1110506中榮40立足台灣 引領世界 https://youtu.be/rF2Xk4QeAfc	
35	1110526濃縮血小板治療 https://youtu.be/IbQaU0cCHXg	
36	1110630熱治療中心 https://youtu.be/ruFnSY3efTA	

項次	標題／連結	掃描QR碼
37	1110707肺癌整合照護暨研究中心 https://youtu.be/TfIyqprlJRg	
38	1110714疫情下的堅強孕婦媽媽生產 https://youtu.be/vfEpmvJZAz0	
39	1110721世界金氏紀錄高齡心臟手術 https://youtu.be/dQUzgZEChsg	
40	1110728膀胱癌治療與人工膀胱 https://youtu.be/lVaJYOFmT0g	
41	1110804器官移植者易患帶狀皰疹 https://youtu.be/tgnYwLu2pHw	
42	1110818新冠肺炎與腦中風之關聯 https://youtu.be/CkYpE-8jxXE	

項次	標題／連結	掃描QR碼
43	1110825大腸直腸癌家族史病人要注意 https://youtu.be/lGH0BxgMOt4	
44	1110826遠距健康照護中心 https://youtu.be/jC4mICRCzpw	
45	1110901醫美中心 https://youtu.be/YPuA8971RNw	
46	1110908敗血症或新冠肺炎過後，家人心慌慌! https://youtu.be/xPJXhiQLb4	
47	1110922退化性關節炎電子針灸 https://youtu.be/wTWaH4zO6zA	
48	1111013精準醫療膝關節機器手臂置換術 https://youtu.be/zPAeRsr2s1g	

項次	標題／連結	掃描QR碼
49	1111027前導性化療胃癌治療 https://youtu.be/PH98nAcvtUA	
50	1111103白血病精準治療 https://youtu.be/pBc47lqQKMI	
51	1111117食道癌症 https://youtu.be/wFI4GGaGdds	
52	1111201 AR手術全台第一 https://youtu.be/T8TxXNjW9eg	
53	1111201雷納生機械手臂 https://youtu.be/BuFIeEe9JpY	
54	1111208鼻咽癌精準治療 https://youtu.be/PcWzQzdhU68	

項次	標題／連結	掃描QR碼
55	1111216乳房醫學中心 https://youtu.be/TDTlIcz_hCw	
56	1120105紫質症 https://youtu.be/Ok_DpNL_eAA	
57	1120112兒童橫紋肌肉瘤治療 https://youtu.be/zwC30qGHq8o	
58	1120202精神部酒癮戒除模式 https://youtu.be/tW0ZKVJjMLI	
59	1120209功能性食道疾病中心 https://youtu.be/JyNjpjIXlCI	
60	1120216空己福田 瀟灑背影 https://youtu.be/HUqlz7WeyHg	

項次	標題／連結	掃描QR碼
61	1120223紅斑性狼瘡治療新選擇 https://youtu.be/Biy8_UL3oEU	
62	1120302頸動脈支架預防中風 https://youtu.be/tM3sjSe3NMc	
63	1120309非結核分枝桿菌治療中心 https://youtu.be/jt7bZSvLsuw	
64	1120316漸進性肺病 https://youtu.be/YaIDOswkKpg	
65	1120317母胎醫學影像中心 https://youtu.be/b2VTWZZ8Vu0	
66	1120330心臟新救星 https://youtu.be/8jCPbdiNGI	

項次	標題／連結	掃描QR碼
67	1120406甲狀腺免開刀治療 https://youtu.be/fIGrozDQCI4	
68	1120413羊膜萃取物注射治療 https://youtu.be/0VLZ1iy1rsY	
69	1120420早期肺癌精確診斷與定位手術 https://youtu.be/Z9nmVnEzFNo	
70	1120427勞工職災 https://youtu.be/lvuOS1zK2Vw	
71	1120504正顎手術美麗人生 https://youtu.be/F7xa1Mr0mcQ	
72	1120511蛋蛋奇蹟 https://youtu.be/j1MhU7vfDJQ	

項次	標題／連結	掃描QR碼
73	1120525 SGLT2排糖藥-排糖又保腎 https://youtu.be/xUxWf_4Eiww	
74	1120601 SLE控制不當腦中風隨時會上身 https://youtu.be/WdtHqKUNDUU	
75	1120608小黑蚊貼片式疫苗過敏不再來 https://youtu.be/48lM7YEADsg	
76	1120615吞嚥障礙跨領域照 https://youtu.be/Q4QHatRURio	
77	1120620栓塞治療關節疼痛新選擇 https://youtu.be/ZpY-V_Wm1ec	
78	1120629重症智慧照護系統 https://youtu.be/eVGfthuzTnU	

項次	標題／連結	掃描QR碼
79	1120706甲狀腺手術神經監測保護你 https://youtu.be/hYvC-9p3dKI	
80	1120713多重抗藥性細菌 https://youtu.be/CiBnox7Iq30	
81	1120720兒童免疫球蛋白G4疾病 https://youtu.be/fFccgJKBsyE	
82	1120727大腸癌精準治療 https://youtu.be/G26RxrwBCFw	
83	1120803感染性血管瘤補片手術 https://youtu.be/cD98k-AqXg0	
84	1120810兒童聯合評估 https://youtu.be/fy0fXg9LmRg	

項次	標題／連結	掃描QR碼
85	1120817婦女骨盆機能中心 https://youtu.be/G85GApr_Ayw	
86	1120824血友病人換雙膝人工關節 https://youtu.be/AXQRk_OarpU	
87	1120831急診室減痛利器 https://youtu.be/08sd361hqxI	
88	1120907黴菌鼻竇炎與免疫系統全方位治療 https://youtu.be/hw_KZ3VjZW8	
89	1120911高壓氧治療中心 https://youtu.be/xk0ArDCCVg8	
90	1120914帶狀疱疹精準治療 https://youtu.be/5pjgHx5iuqc	

項次	標題／連結	掃描QR碼
91	1120921一站式搶救腦中風 https://youtu.be/f4_5zzq1vpw	
92	1120928呼吸重症治療 https://youtu.be/DvTVjzQJrw0	
93	1121006內膜細胞眼角膜移植手術 https://youtu.be/YznSDgfpA2I	
94	1121012如何預防腎臟捐贈者移植後風險 https://youtu.be/UiYoOiw8yJs	
95	1121019雷射痔瘡手術 https://youtu.be/zBWDoURMu6Q	
96	1121026智慧預測死亡時間 https://youtu.be/78lLWsF4aFo	

項次	標題／連結	掃描QR碼
97	1121031耳鳴身心科治療之關聯性 https://youtu.be/0BA6Hnzc3A0	
98	1121109微量蛋白尿監測保腎臟 https://youtu.be/mD3H0b4fhtU	
99	1121110脊柱裂與泌尿功能中心 https://youtu.be/LZiSndZINmE	
100	1121123預防衰弱症字幕版 https://youtu.be/MfUGhWQUU04	

國家圖書館出版品預行編目資料

哇！醫療也能這麼貼近你的心／李萬國著. --初
版.--臺中市：白象文化事業有限公司，2024.7
　　面；　公分
ISBN 978-626-364-349-9（平裝）

1.CST: 臺中榮民總醫院　　2.CST: 醫療服務
3.CST: 行銷策略
419.333　　　　　　　　　　　113005841

哇！醫療也能這麼貼近你的心

作　　　者　李萬國
校　　　對　李萬國
發 行 人　張輝潭
出版發行　白象文化事業有限公司
　　　　　　412台中市大里區科技路1號8樓之2（台中軟體園區）
　　　　　　出版專線：（04）2496-5995　　傳眞：（04）2496-9901
　　　　　　401台中市東區和平街228巷44號（經銷部）
　　　　　　購書專線：（04）2220-8589　　傳眞：（04）2220-8505
專案主編　陳逸儒
出版編印　林榮威、陳逸儒、黃麗穎、陳婷婷、李婕、林金郎
設計創意　張禮南、何佳誼
經紀企劃　張輝潭、徐錦淳、林尉儒
經銷推廣　李莉吟、莊博亞、劉育姍、林政泓
行銷宣傳　黃姿虹、沈若瑜
營運管理　曾千熏、羅禎琳
印　　　刷　基盛印刷工場
初版一刷　2024年7月
定　　　價　300元